大人のADHD臨床
アセスメントから治療まで

中村和彦［編著］

まえがき

　昨今は大人のADHD（注意欠如・多動症*［注意欠如・多動性障害］）についてさまざまな一般書が発売され，報道されています。それらの情報より，不注意に伴う仕事上のミス，書類や財布など大切なものをなくす，会議に集中できない，子どもの大事な用事を忘れる，部屋をきれいに片づけられないなど，自分がADHDではないかと受診される方が多くなりました。

　わが国において，大人のADHDに関する欧米の知見は紹介されていますが，実際にどのような特徴を示すかは明確ではありません。症状が複雑で鑑別をしなくてはならない疾患も多く，診断・治療は思った以上に難しいのです。なぜなら，Connersら（1999）によると，大人のADHDの中核症状は二次的な問題を生むのが特徴で，年齢が上がるにしたがって社会適応が要求され，精神的な負荷が増大し，障害の初期段階にみられない二次障害が中核症状より顕著になるからです。例えば，失敗の連続や社会からの拒絶，挫折，不安定な成績や業績が招く結果として，自己不信や怒り，欲求不満，社会的ひきこもり，社会不安，抑うつが生じます。ゆえに，これらの特徴を理解したうえで，診断・治療をしていく必要があります。

　私たちは臨床の場面において，さまざまなツールを使いながら，まずは診断をつけています。とはいえ調査研究から，日本においては，大人のADHDだと気づかれず，治療を受けることなく過ごしている方が多いことがわかっています。

　このたび，米国精神医学会による『精神疾患の診断・統計マニュアル』がDSM-5に改訂されました。DSM-Ⅳでは大人のADHDの診断が難しかったのですが，DSM-5では，小児期のADHD症状の有無を確認できる年齢が12歳以下に引き上げられ，大人の場合は診断を下すのに必要な項目数が少なくなり，さらに大人におけるADHD症状が具体的に記述されて診断がしやすくなりました。

　本書では，大人のADHDの現状として，症状や特徴，診断，鑑別診断，併存障害，

---

*『DSM-5 精神疾患の診断・統計マニュアル』（日本精神神経学会［日本語版用語監修］，髙橋三郎・大野裕［監訳］，医学書院，2014）による。

薬物療法，心理療法・行動療法について記述し，アセスメントの実際として，大人のADHDの半構造化面接，症状重症度評価尺度について記述し，実際の症例と治療指針について3症例紹介しました。各章はその分野の専門家が詳細に解説したので，ADHD臨床に携わる先生方の実践に活かしていただけることと思います。

2015年11月

編者　中村和彦

参考文献

Conners, C.K., Erhardt, D., & Sparrow, E. 1999 *Conners' Adult ADHD Rating Scales Technical Manual.* Multi-Health Systems, Toronto.［中村和彦（監修），染木史緒・大西将史（監訳）2012　CAARS™日本語版マニュアル．金子書房.］

目　次

まえがき　i

I　大人のADHDの現状

第1章　小児期のADHDの症状と特徴 ……………… 神尾陽子　002
はじめに　002
1. 幼児期　003
   (1) 症状　003　　(2) ADHD以外の症状　004
   (3) 幼児期から小児期への発達的変化　005
2. 学童期　006
   (1) 症状　006　　(2) ADHD以外の症状　008　　(3) 対人関係への影響　010
   (4) 小児期から成人期への発達的変化　010
さいごに　012

第2章　大人のADHDの症状と特徴 ……………… 中村和彦　014
1. 青年期・成人期のADHDの症状と特徴　014
2. 大人のADHDの疫学　016
   (1) Adult ADHD Self Report Scale-Screener（ASRS-Screener）　017
   (2) 健康についての質問項目　018　　(3) 大人のADHDの診断について　019
   (4) 大人のADHDの有病率　019　　(5) 2次調査の結果の概要　020
   (6) 有病率の推定　022

第3章　大人のADHDの診断基準と診断 ……………… 齊藤万比古　026
はじめに　026
1. ADHD診断の第一段階：症候論的診断基準　028
   (1) 不注意（A1）　029　　(2) 多動性（A2）　031　　(3) 衝動性（A2）　032
   (4) ADHD診断における症候論的評価の流れ　033
2. ADHD診断の第二段階：診断のための3条件　034
   (1) 幼児期から一貫した障害であることの証明　034
   (2) 状況にかかわりなく障害が顕在化していることの証明　034
   (3) 「障害　disorder」であることの証明　035
3. ADHD診断の第三段階：鑑別診断　035
4. 診断確定　037
5. ADHD診断を支える諸検査　037
まとめ　038

第4章　大人のADHDの鑑別診断　山田桂吾・三上克央・松本英夫　040

はじめに　040
1. ADHDの概念　042
2. 大人のADHDと鑑別を要する疾患　043
   (1) 身体疾患，薬物，嗜好品との関連性　044　　(2) 鑑別を要する精神疾患　044
3. 大人のADHDの鑑別，併存障害を含む診断の留意点　048
4. 症例の検討　048

まとめ　051

第5章　大人のADHDの併存障害　齊藤卓弥　054

はじめに　054
1. 併存症と性差　056
2. ADHDと併存障害　057
   (1) ADHDとうつ病　059　　(2) ADHDと双極性障害　062
   (3) ADHDと不安症　063　　(4) ADHDと衝動制御障害／パーソナリティ障害　064
   (5) ADHDと物質関連障害　065　　(6) ADHDと神経発達症　065
   (7) ADHDと身体疾患　066　　(8) その他の併存障害あるいは併存する病態　066
3. ADHDおよび併存症への対応　067
   (1) ADHDの治療　067　　(2) 併存症の治療　067

まとめ　068

第6章　大人のADHDの薬物療法　田中英三郎・市川宏伸　074

はじめに　074
1. ADHDの薬理学的背景　074
   (1) 臨床症状と脳内神経回路の関連　074　　(2) 低ドーパミン仮説　076
   (3) Default-mode network　078
2. ADHD治療薬　078
   (1) 中枢神経刺激薬　078　　(2) ノルアドレナリン再取り込み阻害薬　080
   (3) α2ノルアドレナリン受容体作動薬　081
3. 大人のADHD薬物治療実践　081
   (1) 徐放性MPH　082　　(2) ATM　082　　(3) 成人ADHDに対する薬物治療　082

第7章　大人のADHDの心理療法・行動療法　金澤潤一郎　088

1. 大人のADHDの心理療法・行動療法の概要とその目標　088
   (1) 大人のADHDの心理療法に関するエビデンスと治療の位置づけ　088
   (2) 大人のADHDに対する心理療法の目標　089
2. 大人のADHDに対する心理療法の実際　090
   (1) 大人のADHDに対する心理療法の支援の考え方　090
   (2) 心理療法において有用な理論　094

3. タイプ別の支援法　096
　(1) 併存する気分障害や不安障害によって受診したが，根本に未診断の不注意優勢型 ADHD がある場合　097
　(2) 混合型 ADHD で怒りなど対人関係上の困難さがある患者の場合　098

II　アセスメントの実際

第8章　ADHD のアセスメントについて　大西将史・中村和彦　104
はじめに　104
1. ADHD の診断を目的とした評価尺度あるいは診断基準　105
　(1) Wender, P. H. の Utah 基準　107
　(2) Conners' Adult ADHD Diagnostic Interview for DSM-IV™（CAADID™）　107
2. ADHD の症状やそれに由来するさまざまな困難性を量的に把握する評価尺度　109
　(1) DSM-IVの診断基準に従い，ADHD の症状の程度を測定する評価尺度　109
　(2) 認知的な能力を測定するための検査や評価尺度　115
　(3) 大人の ADHD に合併することが指摘されている抑うつや不安などの程度を測定する評価尺度　119
　(4) ADHD の大人が社会生活を送る上で経験する困難を評価する尺度　121
まとめ　124

第9章　大人の ADHD の半構造化面接
　　　　——CAADID™ 日本語版　中村和彦　128
はじめに　128
1. CAADID の開発　129
2. ADHD のアセスメントの留意点　130
3. CAADID 日本語版の実施とスコアリング　131
　(1) CAADID 日本語版の実施方法　131　(2) 所要時間　131
　(3) パートI（生活歴）の実施　131　(4) パートII（診断基準）の実施　132
　(5) サマリーシートとスコアリングのルール　133
　(6) 検査の実施とスコアリングに関する注意点　133
4. CAADID 日本語版の解釈　133
5. CAADID 日本語版の利点と課題　135

第 10 章　大人の ADHD の症状重症度評価尺度
――CAARS™ 日本語版 ……………… 大西将史・染木史緒　137

はじめに　137
1. CAARS の特徴　139
　(1) CAARS 通常版（Long Form）の尺度構成　141　　(2) 標準得点　142
　(3) 回答およびスコアリング　142
2. CAARS 日本語版の開発過程　142
　(1) トランスレーションとバックトランスレーション　142
　(2) サンプルとデータの収集方法　143　　(3) 因子構造　144　　(4) 信頼性　144
　(5) 妥当性　145　　(6) 標準得点の算出　147
3. CAARS 日本語版の使用上の注意　147
おわりに　148

III　症例と治療指針

ケース 1　家庭生活にストレスを感じている ……………… 中村和彦　152
CAADID 日本語版によるアセスメント　154
治療方針と経過　158
まとめ　159

ケース 2　職場で問題を抱えている ……………… 竹林淳和　160
CAADID 日本語版によるアセスメント　162
CAARS 日本語版によるアセスメント　164
診断・臨床所見　165
治療指針　167
経過　168
まとめ　169

ケース 3　うつ症状を併発している ……………… 渡部京太　170
CAADID 日本語版によるアセスメント　171
検査所見　180
治療指針　180
経過　181
まとめ　182

あとがき　183
索引　184

I
大人のADHDの現状

第1章

小児期の ADHD の症状と特徴

神尾陽子
Yoko Kamio

はじめに

　ADHD（注意欠如・多動症＊［注意欠如・多動性障害］Attention-Deficit/Hyperactivity Disorder）の大人はみな，それまでに診断や治療を受けていたか否かにかかわらず，子ども時代から ADHD 症状を持っており，そのために家庭や学校での毎日の生活に問題を抱えながら過ごした経験を持っている。小児期の ADHD 症状は家族や学校での対人関係に緊張やトラブルをもたらす種となり，また親や教師に言われたことをきちんと実行することのバリアとなる。そのため，ADHD があると周囲の大人は通常の何倍も疲れたり，あるいはイライラしたりする。そして，子ども自身は大人に叱られる種を次々とつくりだしては叱られるという繰り返しの生活を送る。周囲の大人が ADHD という発達障害の特徴を理解していなければ，子どもに必要なことは子ども自身が症状を克服できるための環境づくりや対応の工夫だということを理解できないであろう。子ども自身の態度や性格のせいだと受け取っているならば，ひたすら叱るという不適切な対応に終始し，逆効果を生むだけであろう。その悪影響は深く，長く，広範に及ぶ。子どもは，意欲を失い，ネガティブな自己像を深く身体に刻みこみ，それは大人に

＊『DSM-5 精神疾患の診断・統計マニュアル』（日本精神神経学会［日本語版用語監修］，髙橋三郎・大野裕［監訳］，医学書院，2014）による。

なっても残るだろう。あるいは周囲から育児の失敗のせいだと責められた母親は親としての自信を失い，追いつめられた結果，親も子もストレスからうつ病になってしまうケースも少なくない。

　近年は，発達障害の知識が以前より普及し，小学校低学年のときからADHDの治療を始め，学校でもADHD対応を基本として特別支援教育を受けている子どもが増えてきた。小児期にADHD症状に気づき，適切な対応をすることは，子どもの生活だけでなく，家族の生活や，子どもの成人後の生活まで大きく変え，予防の上でも大変意義深いことである。本章では，小児期のADHD症状と発達的視点に立ってみたADHD児の特徴について論じる。彼らがどのような小児期を送り，どのような経験をし，何を感じて成人したのかについて一般的な知識を持っておくことは，大人のADHDの成育歴聴取や，彼らの行動や感情，思考を深く共感的に理解するうえで重要なことである。形式的な成育歴聴取からは把握しきれない，しかし彼らが小児期に抱えていただろう問題に敏感になることは，彼らとの信頼関係を築き，よりふさわしい治療目標を設定するのにもきっと役に立つはずである。

1. 幼児期

(1) 症状

　幼児期にまず気づかれるのは**多動症状**である。落ち着きなく走り回る幼児は珍しくなく，その大多数は後にADHDと診断されない健常児である。したがって，通常は幼児期に過度の多動がみられてもすぐにADHDの診断をしないで，様子をみるだろう。この時期に観察される多動症状は，次のようなものである——やたらとよちよち無目的に歩き回り，食事中もじっとしていない。高いところ（テーブルやたんすの上など）に登ろうとする。目新しいものはすぐに手を出したり，口に入れたりする。家や庭からしょっちゅう出ていく。他人の家など知らないところでも平気で入り込む。しょっちゅう迷子になる。幼稚園では，集団でお話を聞くなどの活動には参加せず，うろうろしている，園内を走り回って保育士がヘトヘトになる。幼稚園に上がる年齢になると，家庭では前よりも多動症状が気に

ならなくなっていたとしても，幼稚園の集団活動では多動は家庭より目立つ。他の子どもでは少しずつ自己制御の力が備わり，大人の言うことを聞いてがまんできることが増えるのと比較すると，もう1つのADHD症状である**衝動性**の目立つ子どもは，そうした自己制御ができず，周囲を見ずに思いつくまま行動に移してしまい，周囲との違いが目につくようになる。また，他の子どもとのトラブルを招くこともある。こうした多動性や衝動性以外の中核的なADHD症状の1つである**不注意**については，あったとしても，幼児には注意力を要する活動が必ずしも要求されないので，気づかれないことが多い。

　小児期の行動を聴取したり，観察したりする際に注意してほしいことの1つに，子どもの行動が臨床ニーズのある病理的なものか，それともその年齢の子どもの行動としては許容範囲なのかどうかを決定するのは，その行動の質ではなく，**量**であるということである。つまり，「落ち着きがない」というだけでは健康な子どもにもみられる行動で病理的とは言えない。それがどのような状況においても頻度や程度が著しいと言えるほどであるかどうか，が判断基準となる。それを判断するためには，1つの状況でのエピソードだけでは不十分である。気になるエピソードがあれば，別の場面や複数の情報源からの情報を集める必要がある。そのうえで，頻度，程度ともに平均を逸脱して過剰と言えると判断された場合に，臨床的に意味のある行動として対応を考えるのである。

　もう一点，子どもの行動は場面によって変わることにも留意する必要がある。子どもは興味をひくようなおもちゃがなかったり，遊んでくれる人がいないような刺激の乏しい環境では落ち着きない行動をとるものであり，逆に子どもにふさわしい新しい刺激，つまり興味に合った遊びができる環境では多少目立ちにくいかもしれない。また，テレビやDVD，ゲーム機などで遊ばせている家庭が増えているが，こうした視覚的刺激に集中している間に限っては多動症状は目立ちにくいのも事実である。このため，複数の情報源から得られる子どもの様子が一致しないこともしばしばあり，どのような環境要因が関連しているのかについても検討する価値がある。

(2) ADHD以外の症状

　ADHD症状に由来する衝動的で不注意な行動のために，結果的に物を壊した

り，他の子どもにけがさせるようなトラブルが続くようであれば，幼稚園での集団生活に悪循環をきたし，仲間外れにされたり，登園をいやがるようになるかもしれない。あるいは，本人はあまり気にせず登園を楽しみにしており，周囲が迷惑しているようなケースもあるかもしれない。このようなトラブルに対して，園や家族がどのように対応したかという環境要因は，後に大きく影響を及ぼす。こうしたトラブルは，当初は子ども自身に他人を傷つける意図がない場合が大多数で，周囲の状況に注意が向かわず，衝動的に行動してしまうために生じるのであるが，適切な対応がなされないと，年齢にふさわしい一般的常識や社会的スキルの獲得が遅れ，年齢が上がるにつれて無視できない懸念の材料となっていく。また，厳しい叱責を繰り返すだけでは教師や親に反抗的な行動をつのらせ，大人との良好な信頼関係が築けなくなってしまう。

　自閉スペクトラム症*（自閉症スペクトラム障害）との重複については，DSM-Ⅳ（*Diagnostic and Statistical Manual of Mental Disorders, 4th edition*, American Psychiatric Association：APA, 1994）がこの両者の重複診断を許していなかったのに対して，DSM-5（APA, 2013）では可能となったことを受けて，今後，ますます重複診断ケースは増えていくであろう。自閉スペクトラム症の合併の有無にかかわらず，対人スキルの発達支援は支援の対象の1つである。

(3) 幼児期から小児期への発達的変化

　幼児期のADHD症状は就学後も持続する傾向があるけれども，多動な幼児の大多数は小児期にADHDとは診断されない。症状の数や程度が診断基準を満たさなくても，日常生活に支障をきたすレベルのADHD症状を有するケースは少なくないことを考えると，確定診断ができる学齢期前からの早期支援を要する子どもは確実にいる。しかしながら，大勢いる多動な幼児のうち，どのような特徴のある子どもが後に臨床的なニーズを持つようになるのかについてはまだ予測ができる段階になく，早期マーカーの特定はもとより，早期診断の根拠は乏しいのが実状である（APA, 2013）。早い時期の全般的知能，遂行機能，記憶，言語などの認知機能や睡眠，運動協調，そして行動や情緒の発達になんらかの問題を抱えている多動児は特に注意深く見守る必要がありそうである。

　治療的な観点からは，支援ニーズの高いケースに対して確定診断がなされるま

で数年間も待たせるというのはナンセンスである。ADHD 特異的な治療を始める妥当な根拠が十分でない幼児ケースでは，育児支援および児の問題全般に注目した環境調整をすみやかに行うことでその後の症状の経過を改善できる可能性はある。また，ていねいなフォローを続けることで ADHD 診断と治療の開始をできるだけ早くすることが可能となり，後の学習困難やメンタル面の二次障害の予防に効果が期待される。

　ADHD の経過は長いため，家族からの継続的な，温かなサポートは子どもの長期予後にきわめて大きな力を発揮する。家族関係が発症要因となることは否定されているけれども，家族関係の子どもの症状や予後への影響力は甚大であり，家族に対する心理教育や育児支援は幼児期に始めても決して早すぎることはない。

2．学童期

(1) 症状

　幼児期にはそれと気づかれなかったケースや，環境要因によって目立たなかったケースでも，小学校という大きな集団社会で学校生活を送る間に症状が顕在化し，診断可能となる。DSM-Ⅳでは 7 歳までに症状が存在することが ADHD 診断の必須要件とされていたのが，DSM-5 では 12 歳まで引き上げられた理由の 1 つは，就学前に気づかれない潜在ケースを除外しないためである。学童を対象とした海外の疫学研究によると，この年齢帯での ADHD の有病率はおよそ 5％と見積もられている（APA, 2013）。学童にみられる ADHD 中核症状，すなわち多動性・衝動性・不注意の具体的特徴は以下の通りである。

　　多動性：　授業中に教室を立ち歩く，常に身体のどこかが動いており，静座できない，特に女児では多動が目立たなくても際立ったおしゃべりである，など。
　　衝動性：　他の子どもががまんできるようなことでもがまんができない，待つことが苦手で順番を守れない，自分がしゃべることばかり考えているので他人の話をきちんと最後まで聞けない，教師の話が終わる前にしゃべりだす，他の子ど

もの発表を遮って自分がしゃべりだす，ふさわしくない状況でふざけすぎる，危険な行動を後先考えずに行う，など。

不注意：宿題などの与えられた課題に注意を向け続けることができない，不注意な間違いが多い，指示にうわの空，言われた宿題や家の手伝いを忘れる，落し物や忘れ物が多い，など。

これらの症状の組み合わせには個人差が大きく，多動性−衝動性が目立つタイプ，不注意が目立つタイプ，多動性−衝動性と不注意がいずれも顕著なタイプの3つに分けられている。**多動性−衝動性が目立ち，不注意はさほど目立たないタイプ（多動性−衝動性優勢型）**は，乱暴で反抗的な男子というのが典型像である。実際，学童期には性差が最大となり，女子では現れ方が違うようである。このタイプは，男女とも年齢とともに症状は軽減し，次第に自己努力である程度制御可能になるため，長期予後はADHDのなかでは良いほうである。**不注意が目立ち，多動性−衝動性がさほど目立たないタイプ（不注意優勢型）**は，周囲から気づかれにくいタイプであるが，実はADHDの中で最も多い。忘れ物が多く，気が散りやすく，あまり人の話を聞いていない。ボーっとしているという印象を持たれ，馬鹿にされやすい。周囲からの低い評価にさらされ，自尊感情は傷つけられ，不当に自己評価が低くなる。知能が高い子どもの場合も，授業内容が子どもの知的レベルより低く退屈と感じると注意が逸れてしまうので，教師からの評価は不当に低くなる傾向がある。一方，自分の興味のあることをしているときや，家庭で子ども中心の居心地のいい環境にあるときには症状は目立たないかもしれない。**多動性−衝動性と不注意がいずれも顕著なタイプ（混合型）**は，ADHDの中で頻度は最も低いが，行動，対人関係，そして学習など広範な領域に深刻な問題を抱え，青年期，そして成人期まで適応の問題が持続しやすい。クリニック受診ケースにこのタイプが最も多い。

ケースによっては，学校では症状が強く現れ，家庭ではさほど目立たないことがあり，その逆もありうる。このため，家族と教師の間で意見の不一致が生じることが少なくない。情報を集める際には，こうした情報源による違いにも注意したい。

(2) ADHD以外の症状

従来，ADHD児に高い確率で併発する行動の問題として，反抗挑発症*（反抗挑戦性障害）や素行症*（素行障害）が注目されていた。その後のエビデンスからは，学童期の合併精神障害はきわめてバリエーションが大きく，それらの行動の問題以外にも，気分障害，不安症（とくに分離不安症*[分離不安障害]，恐怖症），学習障害，コミュニケーション症*（コミュニケーション障害），トゥレット症*（トゥレット障害），遺尿・遺糞症など広範に及ぶことがわかっている。うつ病や不安症といった情緒の問題を併発するADHD児のなかには，慢性的な情緒不安定と頻回なかんしゃくという特有の症状群を有する一群が指摘されており，これまで双極性障害と診断される傾向があり，議論となっていた。今回，改訂されたDSM-5では，新たにdisruptive mood dysregulation disorder（重篤気分調節症）という診断単位が設けられて，うつ病や双極性障害とは区別して対応することが提案されている。このようにADHDのある子どもは，ADHDのない子どもと比べて多様なメンタルケアを必要とすることはもっと強調されねばならない。次に，複数の発達障害や精神医学的障害，そして臨床診断閾下レベルの問題を併せ持つケースを呈示する。なお，ケースは個人が特定できないよう，一部改変していることをおことわりしておく。

A君（10歳・男子）

〈成育歴〉

両親と兄と妹の5人暮らし。兄は知的障害があり，療育手帳を受けている。妹は活発な健常児である。ことばの遅れが顕著だった兄と比べて，本児の初期発達についてはさほど気になることもなく，乳幼児健診でも特に指摘を受けなかった。極端な怖がりは幼児期から現在まで続いている。親戚宅に泊まるなど環境が変わると強い不眠が現れ，その後数日間，ほとんど眠れず，日常生活にも支障をきたすほどであった。今も何か生活に変化があると睡眠の問題が現れる。幼稚園の頃は他の子どもと比べてじっとしていられない，他児と一緒に遊べないことは指摘されていたものの，担任からは少しずつ進歩してがんばっている，と評価してもらっていた。一番心配していた母子分離については，卒園までずっと課題となった。兄同様，内弁慶で，家では活発に遊ぶが，家の外で母親がそばにいないとトイレの回数が増える，「家に帰りたい」としきりに言うといった傾

向が顕著だった。小学校に入学してからは，授業中の離席は多いものの，教師が口頭で注意すると席に戻ることができている。読み書きや算数などの学習の困難がはっきりしてきたため，2年生の3学期から通級指導教室に通っている（知能検査は平均範囲内）。通級担任のすすめで精神科クリニックを受診したところ，ADHDの診断を受けて薬物治療を開始した。食欲が低下したことと，立ち歩きが減ったため，親の判断で薬物治療を終了した。通級担任から学習障害の存在も指摘されたため，別の専門クリニックに通い，視機能訓練を受けたり，学習に困難のある子ども向けの学習塾にも通っている。

〈クリニックでの行動観察〉

　落ち着きなく，多弁である。大人の顔色をうかがう様子がみられる。簡単な会話のやりとりはできるが，やや一方的で，すぐ話題が変わる。人の話は最後まで聞かず，途中で「わからない，めんどうだよ」とつまらなそうな態度をとり，無関係なことをしゃべりだす。課題場面では取り組みに持続的な励ましを必要とし，すぐにやる気をなくす。なんとか遂行できた努力をほめると，「本当？　ぼく，できたの？」と自信なさそうに驚く。課題中，幾度となく別室の母親のもとへ飛び出していき，母親の膝の上にのるなどスキンシップを求める。知能検査の結果からは，知能は平均範囲にあるが，言語性知能（平均範囲）と動作性知能（境界域）の乖離が大きく，アンバランスである。学習困難には，知能だけでなく，不注意が大きく影響していると思われた。これらの観察を総合すると，本児の総合評価は以下のように要約される。

- ■ 読み障害，書字障害の疑い
- ■ ADHD不注意優勢型
- ■ 分離不安症
- ■ 診断閾下の自閉スペクトラム症

　A君は複数の発達障害と子どもによくみられる分離不安症を合併し，少なくとも3つ以上の診断に合致するさまざまな症状が認められた。家庭と学校，学校でも通常学級，通級のそれぞれで評価が大きく違っているようであった。個別にかかわる機会や少人数集団で行動観察の機会が多い通級では最も客観的にA君の様子が把握されていると思われた。実際の対応には，そうした家族や学校内での見解の違いがバリアとなっていたため，クリニックでは，クリニックでの評価結果と家族や学校からの情報を統合して，関係者の情報共有と理解の共有をすすめていくこととした。

(3) 対人関係への影響

　学童期にはADHD症状が顕著となるだけでなく，併発する他の精神症状が現れ，学習面，生活面，そして対人関係への影響が深刻になる。学校の宿題は誰かがそばについていないとすぐに注意が逸れてしまう，あるいは取り組むこと自体がおっくうで後延ばしにしてしまう。親が繰り返し注意する結果，子どもは口答えをして反抗的になっていく。すると，ますます親はしつけのために厳しく叱責し，親子関係は緊張に満ちていくという悪循環に陥る。多因子遺伝であるADHDは家族内に集積しやすい。両親のいずれかにADHD傾向があるケースは少なくなく，その組み合わせが不利に働くのは，こうして悪循環となる場合に多い。後述するように，ADHD者のいる家族にはまたアルコール依存や気分障害の発症率が高いことにも留意して，家族全体のメンタルヘルスを考慮に入れて，それぞれのケースにとっての適切な支援のあり方を検討する必要がある。

　学校でトラブルをよく起こす場合には，教師から素行の悪い子どもとしてネガティブな評価を受け，対教師関係は緊張に満ちたものとなる。クラスの他の子どもたちからはのけものにされがちである。それに対して子どもが挑発的な言動をすれば，学校での対人関係は悪循環に陥り，居場所がないように感じるだろう。あるいは，不注意優勢型だと，実際の能力以上に学業成績が悪いので，教師や他の子どもに不当に馬鹿にされたり，時にはいじめられることもある。対人評価が低いと子ども自身の自己評価も下がる。そして，学習意欲をなくし，さらなる学業成績低下をもたらしてしまう。

　こうした学童期に経験するネガティブな対人関係は，ADHD症状が思春期以降に軽減した後にも長く，心理社会的な適応やQOL（Quality of Life）の低下に影響を与える。成人期に問題が持続する要因は，ADHD症状それ自体だけではなく，むしろ傷つけられた自尊感情が根幹となって生じた二次的な後遺症と考えられる。女子ケースは男子と比べてADHD症状は全般的に軽く，また気づかれにくい傾向があるが，対人関係や自我形成の領域への影響は男子同様，深刻である。

(4) 小児期から成人期への発達的変化

　小児期のADHD症状のうち，多動性は青年期，そして成人期に至るにつれて，

ある程度軽減するものの,衝動性や不注意は持続し,適応困難は慢性的経過を辿る。さらに臨床的に重要な点は,長い発達過程においてさまざまな問題行動を引き起こしたり,さまざまな他の精神症状を併発することによって,状態像が複雑化し対応が難しくなっていくことである。ADHDのある子どもの状態像はその症状の組み合わせや重症度,あるいは他のリスク要因や保護要因の存在などによっても個人差が大きく,その発達的変化を一括りにして述べることは難しい。臨床場面でなじみのあるADHDケースは,小学校のある段階で薬物治療を開始した,あるいはなんらかの理由で薬物治療ではなく非薬物治療を継続しているようなケースがほとんどだと思われる。上手に工夫された教育的配慮によって問題を安定的に最少に抑えられているようなADHDケースは,クリニックに紹介される機会はないだろうが,学校教師にはなじみがあるだろう。また,学習や対人関係で支障をきたしていても学校内でトラブルに至らないためにクリニックにつながらないケースも,教育現場では多々潜在しているだろう。こうした未診断の潜在ケースが教育現場で認識されつつあり,学校場面でみられるADHD児たちとクリニックを訪れるADHD児たちとの間のギャップ,つまり紹介バイアスが次第に明確になってきた。

　紹介バイアスを排除して,メンタルヘルスの観点からADHD児の小児期から,青年期,そして成人期までの発達過程の全体像を描くためには,地域全体の子ども集団を長期追跡して調べるコホート研究が有用である。近年,こうした大規模出生コホート研究からの実りある成果が次々と報告されている。吉松ら(Yoshimatsu et al., 2012)は,米国ミネソタ州ロチェスターの出生コホート5,718人のなかからADHDと診断された子ども343人とADHD診断のない子ども712人(精神病性障害,自閉スペクトラム症,重度知的障害の診断のある子どもを除く)を対象に,それぞれ19歳になるまでの追跡を行い,児童青年期の間に併発する合併精神障害の種類とその性差について調べた。ADHDと最も関連が強い診断単位は,反抗挑発症／素行症であった。しかしながら,この研究ではすべての既存の診療録を精査した結果,ADHD児の62％が1つ以上の精神障害を11〜16歳で併発し,非ADHD児の19％と比べて男女ともに有意に高頻度であることが示された。ADHD児の合併精神障害のうち,ADHDと強い関連を持つ診断カテゴリーを頻度の高いものから挙げると,適応障害,気分障害,薬物関連障害,不

安症，反抗挑発症／素行症，チック症*（チック障害），摂食障害，パーソナリティ障害の8カテゴリーであった。さらに，ADHD児の約3分の1は2種類以上の合併精神障害を有し，ADHD児が成人になるまでに発症リスクが高い障害のパターンは，行動の問題（外在化障害 externalizing disorder）と情緒の問題（内在化障害 internalizing disorder）の両者に及ぶことが明らかになった。言い換えると，ADHD児は素行不良や薬物依存といった行動の問題を抱えやすいだけでなく，気分障害や不安症といった別種の情緒の問題も併せ持ち，そのメンタルリスクは広範に及び，包括的なメンタルケアが長期にわたって必要であることのエビデンスが示されたのである。ADHD症状が男子よりも軽度で頻度も少ない女子ケースでも同様のパターンが認められたことは，一見，軽症に見える女子ケースの臨床ニーズにもっと注意を払うよう警鐘を鳴らすものである。小児期のADHDに合併する精神障害の存在は，成人期のQOLに大きなインパクトを与えることが台湾で行われた後ろ向き調査（Yang et al., 2013）から示唆されている。このことからも，小児期での早期介入と包括的なケアの重要性はいくら強調されてもしすぎることはない。

さいごに

　ADHDは発達障害の1つであり，早期から症状が現われ，注意だけでなく，認知や情緒，人格の発達に影響を及ぼし，さらには社会適応やQOLの慢性的低下をもたらすことがわかっている。多因子遺伝を背景に環境が修飾し，発達過程の長きにわたって遺伝と環境が相互に作用するなかで長期予後はさまざまである。メンタルヘルスの観点からADHDに関連が強い精神医学的リスクがわかってきたことにより，目指すべき早期支援にエビデンスにもとづく方向性が与えられたことを意味する。大事なことは，ADHD症状や発達経過についての正確な知識を持つことと同時に，より発達的および全人間的観点に立って，ADHD児の育ちを理解し必要な支援をすることである。ADHDにみられる個人差を踏まえて，一人ひとりの子どもの発達段階に応じた適切な支援を，大人になるまで，また成人後も途切れることなく提供するためには，早期からの家族支援，教育と

医療の連携，成長の節目でのスムーズな支援の引き継ぎなどの課題をさらに充実させていく必要がある。一貫した支援のもとでは ADHD のある子どもはそれぞれの特性に応じて能力を最大限に発揮し，自尊心を育み，高い QOL を達成して，自立した大人としての社会生活を送ることであろう。

参考文献

American Psychiatric Association（APA） 1994 *Diagnostic and Statistical Manual of Mental Disorders, 4th edition*（DSM-Ⅳ）. Author; Washington, DC.

American Psychiatric Association 2013 *Diagnostic and Statistical Manual of Mental Disorders, 5th edition*（DSM-5）. Author; Washington, DC.

Yang, H. N., Tai, Y. M., Yang, L. K., & Gau, S. S. 2013 Prediction of childhood ADHD symptoms to quality of life in young adults: Adult ADHD and anxiety/depression as mediators. *Research in Developmental Disabilities*; 34: 3168-3181.

Yoshimatsu, K., Barbaresi, W. J., Colligan, R. C., Voigt, R. G., Killian J. M., Weaver, A. L., & Katusic, S. K. 2012 Childhood ADHD is strongly associated with a broad range of psychiatric disorders during adolescence: A population-based birth cohort study. *Journal of Child Psychology and Psychiatry*; 53: 1036-1043.

◆ 第2章 ◆

大人のADHDの症状と特徴

中村和彦
Kazuhiko Nakamura

　米国の研究によると，大人のADHDは約11％のみが治療を受けているにすぎない（Kessler et al., 2006）。ゆえに障害があるのにもかかわらず，適切な治療や支援を受けていない人が多く存在する。大人のADHDの症状や特徴を理解することは，日常臨床で大人のADHDの診断，治療ができるようになるため重要なことであると考えられる。

1. 青年期・成人期のADHDの症状と特徴

　注意欠如・多動症*（注意欠如・多動性障害，Attention-Deficit/Hyperactivity Disorder：ADHD）は，1960年代に微細脳損傷症候群（minimal brain damage syndrome：MBD）と呼ばれていた。これは脳損傷児の行動特徴として，情緒変動性，落ち着きのなさ，衝動性，注意転導性，しつこさなどを見いだし，脳の微細な損傷が中枢神経系に機能不全をもたらし，注意と知覚の特異的障害となって，読み，綴り，計算を習得する学習能力を損なうと仮定した。1962年には微細な脳損傷の存在を客観的に証明することが困難ということで，微細脳機能不全症候群と定義された。また，同じ時期に，多動が目立つ子どもをhyperactive child syndromeと呼ぶようになった（中村，2008）。臨床的観察から，多動は児童期に限られて

---

* 『DSM-5 精神疾患の診断・統計マニュアル』（日本精神神経学会［日本語版用語監修］，
高橋三郎・大野裕［監訳］，医学書院，2014）による。

おり，青年期には常に軽快すると1970年代半ばまでは考えられていた。そして1987年，DSM-Ⅲ-R（*Diagnostic and Statistical Manual of Mental Disorders, 3rd edition Revised*，米国精神医学会の診断基準）において，多動性障害は注意欠如・多動性障害と定義された。しかしながら，DSM-Ⅲ-Rでは大人のADHDは定義として含まれなかった（Adler, 2008）。

　子どものADHDの有病率は，3〜7％である（APA, 2000）。ADHDの注意欠如，多動性や衝動性の症状は年齢とともに減少し，変化していく。しかし，30〜60％は大人になってもADHDの症状が継続する（Weiss et al., 1985; Mannuzza et al., 1993）。子どものときの不注意の症状，注意を払うことが難しく，聞いていなかったり，最後までやり遂げられず，整理できず，物を忘れたり，気が散りやすいなどのADHD症状が，大人になると時間管理の問題，仕事を始めたり終わらせることの困難さ，複数の仕事ができない，怠慢，注意を要する活動を避けるなどとなって現れる。大人のADHDの多くは，不注意が自分の人生に重要な影響を与えていると理解できていない。大人のADHDは自分の症状に対処し，生活習慣を自分で調整し支援を受けることで自分の症状に適応しようとする。大人は子どもと比べて認知能力に質的な差があるので，このように不注意の症状がより問題になってくる。さらに，多動の症状も同様に大人になると変化する。子どもの時の多動の症状は，もじもじそわそわしたり，座っていられず，走り回り，よじ登ったり，静かに遊んだり勉強をしない，絶えず活動し，エンジンがついているようで，多弁である。この子ども時代の無目的の落ち着きのなさは，大人になると，目的を持った落ち着きのなさへと変質する。つまり，大人のADHDはこの「落ち着きのなさ」として，一度に2つ以上の仕事をしたり，長い時間働いたり，活動的な仕事を選んだりする。家族の精神的な緊張は，しばしば彼らの絶え間ない活動の結果が招くものである。大人のADHDはじっと座っていなければならないような環境を避ける傾向がある。

　次に，具体的に青年期，成人期にどのような問題が派生するかについて述べる。青年期までのADHDの予後の全体的なパターンは，児童期の症状，落ち着きのなさと集中力の障害が持続し，欧米の研究では反社会的人格障害，薬物依存をより多く有し続け，学校生活に関しては，友人たちよりも不適応があり，学校を退学したり，学力試験での成績が不良である（Klein & Mannuzza, 1991）。大人

のADHDは，問題が多義に広がる傾向があることが特徴的である。例えば，働く場面においても困難さを示す。上司との人間関係の不適切さ，仕事の締め切りを守れないこと，長期欠勤などがさまざまな仕事の中で派生し，いくつもの仕事につくことになる。そして，ますます仕事に関する困難さが増して経済的にも困ることになる。また，大人のADHDは事故を起こしやすく，医療機関を頻回に受診し，健康上の問題を抱えることが多く，自尊心も低下する（Stein, 2008）。さらに，逮捕されたりすることが多く，離婚率も高い（Biederman et al., 2006）。大人のADHDの症状は年齢とともに減少していくが，実際の生活における障害や社会の中での経済的な問題など，さまざまな事象が生じるのが特徴である。

次に，女性の大人のADHDの特徴であるが，女性の大人のADHDは不注意が主な症状であることが多い。具体的には，家計簿がつけられない，片づけができない，思いつきで行動する，子どもの行事を忘れてしまう，子どものお迎えを忘れてしまうなど，家事に関する不注意を訴えることがある。

欧米で大人のADHDの有病率は4％程度とされており（Kessler et al., 2006），決してまれな障害ではない。このことから近年では，ADHDは児童期のみの問題ではなく，生涯を通した問題という認識が一般化しつつある。大人のADHDが具体的にどのように診断されるか，どのような併存障害があるかは，大人のADHDの特徴を捉えるためには重要なことであるが，別章（第3章，第5章）を参照にしていただきたい。

2. 大人のADHDの疫学

大人のADHDの有病率は，米国において4.4％と報告されている（Kessler, 2006）。メタアナリシス研究において，大人は厳しく見積もって1.2％，一部寛解したのを含めると3.2％と推測している（Faraone et al., 2006）。その他の研究で大人のADHDの有病率は，ベルギー4.1％，コロンビア1.9％，フランス7.3％，ドイツ3.1％，イタリア2.8％，レバノン1.8％，メキシコ1.9％，オランダ5.0％，スペイン1.2％，米国5.2％で，これらを総合すると3.4％という報告がある（Fayyad et al., 2007）。さらに，過去論文を利用したメタアナリシス研究では2.5％という

報告がある（Simon et al., 2009）。アジアにおいては，韓国で1.1％と報告されている（Park et al., 2011）。

わが国において，大人のADHDの特徴は明確でなく，臨床経験に頼る部分が多い。最近は大人のADHDについて一般書が発売され，処方薬も販売されたため，自分がADHDではないかと受診する人が多くなった。しかし，診断は難しい。日本ではADHDに気づかずに過ごしている人が多いのではないかとわれわれは考え，日本での現状を把握するために某市の18〜49歳の男女10,000人を対象として，以下の（1）（2）について疫学調査を行った（内山ら，2012a; 2012b）。この研究について述べる。

(1) Adult ADHD Self Report Scale-Screener（ASRS-Screener）

ASRS-Screenerは，Kesslerら（2005）によって，WHO（World Health Organization）の尺度として開発されたものであり，日本を含む多くの言語に翻訳されており，無償で使用することができる尺度である（表2-1）。DSM-Ⅳの診断基準Aに準拠

表2-1　Adult ADHD Self Report Scale-Screener（ASRS-Screener）（Kessler et al., 2005）

	全くない	めったにない	時々	頻繁	非常に頻繁
(1) 物事を行うにあたって，難関は乗り越えたのに，最後の詳細をまとめて仕上げるのが困難だったことが，どのくらいの頻度でありましたか。			■	■	■
(2) 計画性を要する仕事を行う際に，作業を順序立てるのが困難だったことが，どのくらいの頻度でありましたか。			■	■	■
(3) 約束や用事を忘れたことが，どのくらいの頻度でありましたか。			■	■	■
(4) じっくり考えなければならない作業がある際に，その作業に取りかかるのを避けたり遅らせようとしたりしたことが，どのくらいの頻度でありましたか。				■	■
(5) 長時間座っていなければならない時に，手足を揺すったり身もだえしたりしたことが，どのくらいの頻度でありましたか。				■	■
(6) まるでモーターに動かされているように，異常に活動的だったり，何かしなければという衝動に駆られたりしたことが，どのくらいの頻度でありましたか。				■	■

灰色の部分にチェックされると1点

した内容の 6 項目から構成される。対象者が自身の過去 6 カ月を振り返り，どの程度の頻度でそれぞれの項目に記述された症状を経験しているかを 5 段階（0～4 点）で評定する形式である。Screener は，項目ごとに基準となる頻度が設定されており，基準を超えている項目数を加算して Screening 得点を算出する。Screening 得点は 0～6 点の間をとる。それがカットオフ値である 4 点以上であれば，大人の ADHD の可能性があり，さらに詳細な検討を行う必要があることを示唆する。具体的には，項目（1）～（3）までは，それぞれ「時々」「頻繁」「非常に頻繁」という回答である場合にその数をカウントし，項目（4）～（6）の場合は，「頻繁」「非常に頻繁」という回答である場合にその数をカウントすることになる。例えば，項目（1）に「時々」，項目（2）に「頻繁」，項目（3）に「時々」，項目（4）に「めったにない」，項目（5）に「全くない」，項目（6）に「頻繁」と回答する場合は，4 つが該当することになり，Screener に陽性（positive）と判断されることになる。

(2) 健康についての質問項目

　現在の健康状態（4 段階），現在の通院の有無，通院している病気の種類（複数回答），飲酒と喫煙の状況，過去 1 年間での悩みやストレスの有無（4 段階評定），悩みやストレスの内容の 6 項目を尋ねた。結果は，3,910 名から調査協力が得られた。その調査協力者のうち 196 名が Screening において陽性となり，大人の ADHD の疑いがある陽性群となった。この陽性群と陰性群について，さまざまな観点から比較を行ったところ，性別，年齢，家族構成，結婚歴，職業，世帯の合計年収，現在の健康状態，通院の有無，過去 1 年間での悩みやストレスの有無において有意差が認められ，いずれの項目についても，陽性群のほうが顕著に否定的な特徴がみられた（表 2-2）。具体的には，性別は男性に多く，年齢に関しては 20 代に多く 40 代後半に少ない，結婚歴は既婚が少なく未婚が多い，家族構成は一人暮らし，親と同居が多く，子どもとの同居が少ない，職業は無職が多く，世帯の合計収入は 200 万円未満が多く，700～1,000 万円が少ない，健康状態は不健康が多く，通院状況は通院中の人が多く，悩みやストレスは「よくあった」が多かった。

表 2-2　陽性となった人の特徴（陰性の人と比較して）

項目	特徴
性別	男性に多い
年齢	20代に多く，40代後半に少ない
結婚歴	既婚が少なく，未婚が多い
家族構成	一人暮らし，親と同居(夫婦＋親)が多く，子どもと同居が少ない(未婚のため)
職業	無職が多い
世帯の合計収入	200万円未満が多く，700〜1,000万円が少ない
健康状態	不健康が多い
通院状況	通院中の人が多い
悩みやストレス	「よくあった」が多い

(3) 大人の ADHD の診断について

　われわれは大人の ADHD のアセスメントツールとして，欧米の研究および臨床場面において使用頻度の高い CAADID™（*Conners' Adult ADHD Diagnostic Interview for DSM-IV*™：コナーズ成人 ADHD 診断面接）の日本語版を作成し，その信頼性と妥当性を確認した。CAADID は Conners, C. K. らによって作成され，項目の内容は，DSM-IVの診断基準に基づいている。検査用冊子パートⅠでは家族歴，既往歴，生活歴，現病歴を詳細に面接する。もしくは，あらかじめ記入してもらう。検査用冊子パートⅡでは DSM-IVに沿って，子どもの頃（過去），現在の状況に分けて面接をする。そして，過去と現在両方で ADHD の診断を満たすことで，大人の ADHD とする。CAADID は大人の ADHD の診断をするのに大変使いやすい診断面接ツールなので，日常臨床の場面で使える。日本においても「CAADID 日本語版　パートⅠ：生活歴」「CAADID 日本語版　パートⅡ：診断基準」「CAADID 日本語版　マニュアル」（エプスタインら，2012a，b，c）が翻訳出版された。

(4) 大人の ADHD の有病率

　大人の ADHD の有病率について調査研究を行った。調査対象者は 1 次調査のスクリーニングにおいて陽性となった 196 名である。調査内容は 196 名のうち，2 次調査に協力する意思のあった 103 名に対して，2 次調査への協力を依頼した。承諾の得られた者に対して，CAADID を実施した。スクリーニング陰性者につ

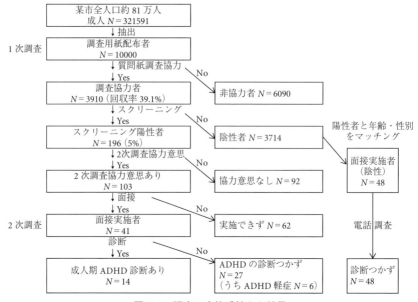

図 2-1　調査の実施手続きと結果

いては1次調査においてスクリーニング陰性となった3,714名のうち，2次調査に協力する意思のあった者は1,328名であった。この中から，スクリーニング陽性者の2次調査協力者と性別・年齢帯をマッチングさせた者を抽出し，2次調査への協力を依頼した。承諾の得られた者に対して，DSM-Ⅳに基づく診断面接を実施した。調査の実施手続きと結果を図2-1に示した。

倫理面への配慮については，2次調査への協力の意思のある者に対してのみ，調査依頼をした。その際，調査目的や内容，データの保管・使用方法について説明し，インフォームドコンセントに配慮した。

(5) 2次調査の結果の概要

1次調査においてスクリーニング陽性となった196名のうち，2次調査に協力する意思のあった103名に対して，2次調査への協力を依頼した。その結果，41名から承諾が得られ，CAADIDを用いた面接を実施した。また，1次調査においてスクリーニング陰性となった3,714名のうち，2次調査に協力する意思のあった1,328名の中から，スクリーニング陽性者の2次調査協力者と性別・年齢帯を

マッチングさせた者48名を抽出し，2次調査への協力を依頼した。承諾の得られた48名に対して，DSM-IVにもとづく診断面接を実施した。スクリーニング陽性者の2次調査の結果を表2-3に示した。スクリーニングで陽性となり，かつ2次調査に協力してくれた41名のうち，14名が大人のADHDの診断基準を満たしていた。このうち，男性は6名，女性は8名であった。大人のADHDの診断基準を満たさなかった27名（男性16名，女性11名）のうち，大人のADHDの症状はみられるものの，軽症であるため診断基準を満たさなかった者が6名（男性4名，女性2名）であった。それらのうち，5名は不注意優勢型に相当する者（男性4名，女性1名）であり，1名（女性1名）は特にタイプ分けできない者であった。さらに，大人のADHD以外の診断基準を満たした者は4名（男性2名，女性2名）であり，その内訳は自閉症・広汎性発達障害，適応障害，アルコール依存症であった。その他の特に精神医学的障害の診断基準を満たさない者は16名（男性9名，女性7名）であった。

表2-3　2次調査による診断面接の結果

	男性	女性	合計
成人期ADHDの診断基準を満たした者			
不注意優勢型	6	5	11
多動性-衝動性優勢型	0	0	0
混合型	0	3	3
計	6	8	14
成人期ADHDの症状が軽症で診断基準を満たさなかった者			
不注意優勢型に相当する者	4	1	5
その他	0	1	1
計	4	2	6
その他の精神障害の診断基準を満たした者			
自閉症・広汎性発達障害	1	1	2
適応障害	1	0	1
アルコール依存症	0	1	1
計	2	2	4
その他			
特に精神医学的障害の診断基準を満たさない者	9	7	16
途中退席によって判断できなかった者	1	0	1
計	10	7	17
合計	22	19	41

(6) 有病率の推定

1次調査のスクリーニング得点ごとに診断のついた人数，割合，全体の有病率の推定値を算出した（表2-4）。その結果，全体の有病率の推定値は，1.65％であった。標準誤差（SE）の値は.020であり，有病率の推定値の95％信頼区間（CI）は，1.25〜2.05（％）であった。同様に，性別ごとに有病率の推定値を求めた。その結果，男性における有病率の推定値は1.67％であった。標準誤差（SE）の値は.032であり，有病率の推定値の95％信頼区間は，1.06〜2.29（％）であった。女性における有病率の推定値は1.53％であった。標準誤差（SE）の値は.026であり，有病率の推定値の95％信頼区間は，1.02〜2.04（％）であった。

本研究で得られたわが国の有病率の推定値を先行研究と比較する。Kesslerら（2005）のアメリカの疫学調査において見いだされた有病率4.4％（SE = 0.6, 95％ CI = 3.2〜5.6）と比較すると，かなり小さい値であるといえる。しかしながら，Simonら（2009）による欧米での研究における有病率のメタアナリシスに

表2-4 有病率の計算の要約

スクリーニング結果	スクリーニング得点ごとの内訳	確定診断（％）			確定診断の推定人数（人）	有病率の推定値（％）（95％ CI）
		なし	あり	全体		
陰性 0	1932 (52.0)	12	0 (0.0)	12	0	
1	903 (24.3)	12	0 (0.0)	12	0	
2	573 (15.4)	12	0 (0.0)	12	0	
3	306 (8.2)	12	0 (0.0)	12	0	
合計	3714 (100)	48	0	48	0	
陽性 4	132 (67.3)	15	9 (37.5)	24	49.50	
5	51 (26.0)	12	5 (29.4)	17	15.00	
6	13 (6.6)	0	0 (0.0)	0	0.00	
合計	196 (100)	27	14	41	64.50	1.65 (1.25〜2.05)

CI＝信頼区間。

よると，欧米においても成人期ADHDの有病率は0.5％程度から4.6％程度まで幅があり，これらから推定された有病率の値は2.5％（95％ CI ＝ 2.1 〜 3.1）であった。この研究と比較しても本研究で得られた値は若干小さいといえるが，これについては，上でも述べたように，本研究の研究デザインによるものであるのか，欧米との文化差によるものなのかをここで判定することはできない。

性別ごとの有病率の推定値については，男女で大きな差異は認められなかった。この結果については，大人のADHDでは有病率の性差が認められなくなるというResnic（2000）の指摘と整合するものであり，妥当であると考えられる。

下位診断については，不注意優勢型の割合が高く（14名中11名），男女比に大きな偏りはみられなかった（男性6名，女性5名）。この結果についても，先行研究と同様の結果であるといえる。

本研究において初めて，わが国における大人のADHDの疫学調査を実施し，有病率の推定値を示したことは，潜在的には少なからず存在しながらも，医学的・福祉的な制度およびシステムが十分整備されていないために，本人も気づかず治療を受けることができない大人のADHD者に対して，しかるべき医療・福祉サービスを提供するための科学的根拠を与えることになり，大きな意義があると考えられる。

本稿は「中村和彦，大西将史，内山敏ほか：おとなのADHDの疫学調査．精神科治療学，28（2）；155-162, 2013.」を元に改変したものである。

参考文献

Adler, L. A. 2008 Epidemiology, impairments, and differential diagnosis in adult ADHD: Introduction. *CNS Spectrums*; 13: 4-5.

American Psychiatric Association（APA）2000 *Diagnostic and Statistical Manual of Mental Disorders 4th edition Text Revision*（DSM-Ⅳ-TR）. Author; Washington, DC.［高橋三郎・大野裕・染矢俊幸（訳） 2004 DSM-Ⅳ-TR 精神疾患の診断・統計マニュアル 新訂版．医学書院．］

Biederman, J., Faraone, S. V., Spencer, T. J., Mick, E., Monuteaux, M. C., & Aleardi, M. 2006 Functional impairments in adults with self-reports of diagnosed ADHD: A controlled study of 1001 adults in the community. *Journal of Clinical Psychiatry*; 67:524-540.

Faraone, S. V., Biederman, J., & Mick, E. 2006 The age-dependent decline of attention deficit hyperactivity disorder: A meta-analysis of follow-up studies. *Psychological Medicine*; 36:159-165.

Fayyad, J., De Graaf, R., Kessler, R., Alonso, J., Angermeyer, M., Demyttenaere, K., De Girolamo, G., Haro, J. M., Karam, E. G., Lara, C., Lépine, J. P., Ormel, J., Posada-Villa, J., Zaslavsky, A. M., & Jin, R.　2007　Cross-national prevalence and correlates of adult attention-deficit hyperactivity disorder. *British Journal of Psychiatry*; 190:402-409,

J. エプスタイン，D. E. ジョンソン，C. K. コナーズ（原著），中村和彦（監修），染木史緒・大西将史（監訳）　2012a　CAADID™ 日本語版 パートⅠ：生活歴．金子書房．

J. エプスタイン，D. E. ジョンソン，C. K. コナーズ（原著），中村和彦（監修），染木史緒・大西将史（監訳）　2012b　CAADID™ 日本語版 パートⅡ：診断基準．金子書房．

J. エプスタイン，D. E. ジョンソン，C. K. コナーズ（原著），中村和彦（監修），染木史緒・大西将史（監訳）　2012c　CAADID™ 日本語版 マニュアル．金子書房．

Kessler, R. C., Adler, L., Ames, M., Demler, O., Faraone, S., Hiripi, E., Howes, M. J., Jin, R., Secnik, K., Spencer, T., Ustun, T. B., & Walters, E. E.　2005　The World Health Organization Adult ADHD Self-Report Scale (ASRS): A short screening scale for use in the general population. *Psychological Medicine*; 35: 245-256.

Kessler, R. C., Adler, L., Barkley, R., Biederman, J., Conners, C. K., Demler, O., Faraone, S. V., Greenhill, L. L., Howes, M. J., Secnik, K., Spencer, T., Ustun, T. B., Walters, E. E., & Zaslavsky, A. M.　2006　The prevalence and correlates of adult ADHD in the United States: Results from the National Comorbidity Survey Replication. *American Journal of Psychiatry*; 163: 716-723.

Klein, R. G. & Mannuzza, S.　1991　Long-term outcome of hyperactive children: A review. *Journal of the American Academy of Child and Adolescent Psychiatry*; 30: 383-387.

Mannuzza, S., Klein, R. G., Bessler, A., Malloy, P., & LaPadula, M.　1993　Adult outcome of hyperactive boys. Educational achievement, occupational rank, and psychiatric status. *Archives of General Psychiatry*; 50: 565-576.

中村和彦　2008　広汎性発達障害と注意欠陥／多動性障害．森則夫（監修），中村和彦（編集）：子どもの精神医学．pp.174-197，金芳堂．

Park, S., Cho, M. J., Chang, S. M., Jeon, H. J., Cho, S. J., Kim, B. S., Bae, J. N., Wang, H. R., Ahn, J. H., & Hong, J. P.　2011　Prevalence, correlates, and comorbidities of adult ADHD symptoms in Korea: Results of the Korean epidemiologic catchment area study. *Psychiatry Research*; 186: 378-383.

Resnick, R. J.　2000　*The hidden disorder : A clinician's guide to attention deficit hyperactivity disorder in adults.* American Psychological Association; Washington, DC.［大賀健太郎・霜山孝子（監訳），紅葉誠一（訳）　2003　成人のADHD臨床ガイドブック．東京書籍．］

Simon, V., Czobor, P., Bálint, S., Mészáros, A., & Bitter, I.　2009　Prevalence and correlates of adult attention-deficit hyperactivity disorder: Meta-analysis. *British Journal of Psychiatry*; 194: 204-211.

Stein, M. A.　2008　Impairment associated with adult ADHD. *CNS Spectrums*; 13: 9-11.

内山敏・大西将史・中村和彦ほか　2012a　日本における成人期ADHDの疫学調査――Adult ADHD self report scale-screener（ASRS-screener）陽性群の特長について．子どものこころと脳の発達，3: 23-33.

内山敏・大西将史・中村和彦ほか　2012b　日本における成人期ADHDの疫学調査――成人期ADHDの有病率について．子どものこころと脳の発達，3: 34-42.

Weiss, G., Hechtman, L., Milroy, T., & Perlman, T. 1985 Psychiatric status of hyperactives as adults: a controlled prospective 15-year follow-up of 63 hyperactive children. *Journal of the American Academy of Child and Adolescent Psychiatry*; 24: 211-220.

◆ 第3章 ◆

大人の ADHD の診断基準と診断

齊藤万比古
Kazuhiko Saito

はじめに

　ADHD（注意欠如・多動症*［注意欠如・多動性障害］Attention-Deficit/Hyperactivity Disorder）の概念規定は，DSM-Ⅲ（*Diagnostic and Statistical Manual of Mental Disorders, 3rd edition*; American Psychiatric Association：APA, 1980）の登場以来，二転三転してきた歴史があるが，それは ADHD 概念の規定にあたって不注意症候をどのように位置づけるかという課題をめぐる揺れであったといってよいだろう。不注意症候を中心の障害と位置づけ，それに多動性症候が加わるタイプと加わらないタイプがあるとした DSM-Ⅲの定義は，7年後に公開された DSM-Ⅲ-R（APA, 1987）では不注意と多動性の両症候があるものだけを ADHD とするという修正を受け，その考え方が1992年公開の ICD-10（*The 10th revision of the International Classification of Diseases and Related Health Problems*; World Health Organization：WHO）にも取り入れられている。ところが，その2年後に公開された DSM-Ⅳ（APA, 1994）は，ADHD の主症候を不注意，多動性，衝動性の3症候としたうえで，診断的条件として不注意症候9項目，多動性と衝動性を結合した多動性−衝動性症候9項目を設定し，両方の症候がいずれも6項目以上のタ

＊『DSM-5 精神疾患の診断・統計マニュアル』（日本精神神経学会［日本語版用語監修］，髙橋三郎・大野裕［監訳］，医学書院，2014）による。

イプ，どちらか一方の症候だけが6項目以上になる2タイプの計3タイプの下位分類を持つという考え方を採用するという大きな変更を行った。こうした度重なる修正は臨床現場に混乱をもたらし，少なくともADHD概念をめぐってはDSMへの信頼性を揺るがすものであったと筆者は感じている。しかし，DSM-Ⅳ以後はDSM-Ⅳ-TR（APA, 2000）でも，公開されたばかりのDSM-5（APA, 2013）でも基本的にはDSM-Ⅳの定義が踏襲されており，ようやくADHD概念は不注意と多動性−衝動性のどちらか，あるいは両方の特性を顕著に持つ障害という理解に落ち着いたといってよいだろう。

　しかし，DSM-5もより細部とはいえ重要な部分に，DSM-Ⅳからの修正がいくつか加えられている。その最大のものは，成人での症候の同定を容易にするための例示が18項目の症候の大半に追加されたことであり，不注意と多動性−衝動性の2症候領域のいずれかあるいは両方で6個以上が該当するという条件が17歳以降は「5項目」でもよいとされたことであり，幼い年代にも症候に基づく障害が存在していたことの確認年齢が7歳以前から「12歳以前」に引き上げられたことである。これらの修正が成人でADHDを診断しやすくするために行われたととらえるのは穿ちすぎだろうか。

　次いで重要と考えられるDSM-Ⅳからの修正は，DSM-Ⅳまでは広汎性発達障害（DSM-5では，自閉スペクトラム症*［自閉症スペクトラム障害，Autism Spectrum Disorder：ASD］へと名称変更がなされた）の経過中に起きるものはADHDとしないとされていたものが，DSM-5では完全に削除されたことである。これによってASDとADHDの併存が認められることとなったわけであるが，このことの影響はけっして小さなものではない。両者の病態を併せ持つケースが存在するという思いはADHDの診療に当たる臨床医には切実なものであったことから，ASDを併せ持つケースでもADHD固有の治療が適応となる利点は大きいと思われる。しかし一方では，いささかでも多動性や衝動性，あるいは不注意を示すASDケースが安易にADHDと診断され，抗ADHD薬の処方を受けることになるという懸念は否定しがたい。ASDに固有な衝動性の高さや多動性をADHDのそれときちんと鑑別する診断技能が求められるところである。ASDでは説明できないほどの多動性，衝動性，そして不注意を認める場合だけADHDの併存とするという禁欲的な姿勢を臨床医は持つべきだろう。

これらとは別に，DSM-5におけるADHD概念の大きな変化は，ASDや学習障害などとともにADHDが神経発達症*（神経発達障害，Neurodevelopmental Disorder）という上位概念にまとめられたことである。これまでのDSM-ⅢからDSM-ⅣまでのDSMではADHDは反抗挑発症*（反抗挑戦性障害）や素行症*（素行障害）とともに行動の障害という概念に含まれ，発達障害として扱われておらず，ICD-10もそれに沿った形で広汎性発達障害や学習障害などが含まれる「F8 心理的発達の障害」に多動性障害（DSM-ⅣのADHD）を含んでいなかった。国際的にもそのような従来の規定に対する批判はあり，平成17年（2005年）4月に施行されたわが国の「発達障害者支援法」は第2条でADHDを含めて発達障害と定義したこともそのような流れを継承したものであった。DSM-5に見られるとおり，この時点で米国においてADHDは発達障害という文脈でとらえるべき障害と定義しなおしたことの意義は大きい。今後，世界的規模でこの流れが主流となっていくことを期待したい。また，数年後に公表が予定されているICD-11がこの点についてどのような判断を示すか注目されるところである。

以上でDSM-5のADHD概念修正の概略を述べ，ADHDがどのようにとらえられるべきとされているかを述べた。以下では，成人期のADHDの診断についてDSM-5に沿って整理していきたい。

1．ADHD診断の第一段階：症候論的診断基準

DSM-5の診断基準Aは症候規定であり，「**A1および／または2によって特徴づけられる，不注意および／または多動性−衝動性の持続的な様式で，機能または発達の妨げとなっているもの**」という前文によってADHD症候を定義している。すなわち症候とは単に特徴であるだけでなく，その組み合わせによって現に適応や発達そのものが妨害されているような場合に初めてADHDといえるという診断上のアウトラインを示している。以下では不注意，多動性，衝動性という3主症状の診断用症状一覧を挙げる。その際，これまでのDSM-Ⅳ（DSM-Ⅳ-TRを含む）の症候一覧の各項目とDSM-5でのそれを対比させながら，DSM-5が成人の症候を評価する上でのヒントを多数含むような修正を加えていることを示し

た。

(1) 不注意 (A1)

 a. 不注意症状 (1)

 DSM-5 は「**学業，仕事，またはその他の活動において，しばしば綿密に注意することができない，または不注意な間違いをしたりする**」という DSM-Ⅳ の症候記載をそのまま採用したうえで，これに「**細部を見過ごしたり，見逃してしまう，作業が不正確である**」という例示を行った。この例示により，作業が不正確で，いいかげんであるという，ある種の大人の社会的な姿勢がこの症候に該当する。

 b. 不注意症状 (2)

 不注意症状の 2 番目に挙げられているのは「**しばしば課題や遊びの活動で注意を集中しつづけることが困難である**」という DSM-Ⅳ と同じ規定で，DSM-5 は「**講義，会話，または長時間の読書に集中し続けることが難しい**」との例示を追加した。学生が講義中にすぐに気が散る，社会人が仕事上の活動で書類を読み続けることに非常に苦労するといった特徴を指している。

 c. 不注意症状 (3)

 DSM-Ⅳ の「**直接話しかけられときにしばしば聞いていないように見える**」という症状規定はそのままで，DSM-5 は「**明らかな注意を逸らすものがない状況でさえ，心がどこか他所にあるように見える**」という例示を行うことで，年齢を越えて，他者が話している，あるいは話しかけているのに「心が他所にある」ように見える状態であることを明確にした。

 d. 不注意症状 (4)

 「**しばしば指示に従えず，学業，用事，または職場での義務を最後までやり遂げることができない**」という規定は DSM-Ⅳ を引き継ぎ，大人の場合の表現を明確にするため，DSM-5 は「**課題を始めるがすぐに集中できなくなる，また容易に脱線する**」という大人に当てはまる例示を行っている。これは，どんなに頑張ってもゴールまでたどり着けない，あるいはたどり着くために大きな努力を要するという，年齢を越えた特性を指したものである。

 e. 不注意症状 (5)

 DSM-Ⅳ-TR で「**課題や活動を順序立てることがしばしば困難である**」と表現

された不注意症状の5番目は，DSM-5で「一連の課題を遂行することが難しい，資料や持ち物を整理しておくことが難しい，作業が乱雑でまとまりがない，時間の管理が苦手，締め切りを守れない」という具体的な例示が追加されたことで，学習上や仕事上の整理の苦手さ，身の回りをいつもひどく散らかす傾向，遅刻の多さや仕事を時間通りに終われないといった，年代を越えた特性がこれにあたることが明らかとなった．

f. 不注意症状（6）

「しばしば精神的努力の持続を要する課題に従事することを避ける，嫌う，あるいはいやいや行う」というDSM-Ⅳの6番目の不注意症状は，DSM-5で「学業や宿題，青年期後期および成人では報告書の作成，書類に漏れなく記入すること，長い文書を見直すこと」という例示が追加されたことで，苦手な注意集中を求められる作業や義務を避けるという大人で見られる特性を具体的に示した．

g. 不注意症状（7）

DSM-Ⅳでは「課題や活動に必要なもの（例：おもちゃ，学校の宿題，鉛筆，本，または道具）をしばしばなくしてしまう」と表現されていた不注意症状は，DSM-5で「学校教材，鉛筆，本，道具，財布，鍵，書類，眼鏡，携帯電話」という例示に修正されたことで，子どもの生活に根ざした例示にとどまらず，大人の生活で生じやすい品目を大幅に加えた．

h. 不注意症状（8）

「しばしば外からの刺激によってすぐ気が散ってしまう」というDSM-Ⅳの8番目の不注意症状は，子どもが外部からの視覚的，聴覚的な刺激によって注意を反らせやすいという転動性の高さを指していたが，成人ではどうとらえるべきか難しい面があった．DSM-5が「しばしば外的な刺激（青年期後期および成人では無関係な考えも含まれる）によってすぐ気が散ってしまう」というただし書きつきの規定に修正したことで，成人で生じやすい「やたらと関係ないことが浮かんできて集中できない」といった内的な違和感をも拾ってよいことが明らかになった．

i. 不注意症状（9）

DSM-Ⅳ-TRの不注意9番目の症状は「しばしば日々の活動で忘れっぽい」という表現がされているが，これが大人でどのように現れるのかイメージすること

は難しい。DSM-5は「**用事を足すこと，お使いをすること，青年期後期および成人では，電話を折り返しかけること，お金の支払い，会合の約束を守ること**」といった具体的な例を挙げたことで，成人ケースではこの「忘れっぽさ」がどのような現れ方をするか明確にした。

(2) 多動性（A2）
　a. 多動性症状（1）

　DSM-Ⅳにおける多動性症状の1番目は「**しばしば手足をそわそわ動かし，またはいすの上でもじもじする**」となっていたが，DSM-5はこの記述をさらに膨らませて「しばしば手足をそわそわ動かしたり<u>トントン叩いたりする</u>，またはいすの上でもじもじする」という下線部分を追加するという修正を行うことで，手足や胴の動きの多さをより多様な表現で表した。

　b. 多動性症状（2）

　多動性症状の2番目としてDSM-Ⅳは「**しばしば教室や，その他，座っていることを要求される状況で席を離れる**」という項目を挙げているが，これはあくまで子どもの授業中の離席を指す表現にとどまっている。DSM-5は「**教室，職場，その他の作業場所で，またはそこにとどまることを要求される他の場面で，自分の場所を離れる**」という大人の例も示した表現に修正することで，この症状が子どもの教室での離席にとどまらず，成人のオフィスなどでの離席の多さにもあてはまることを明確にした。大人は子どもと異なり，離席について高度な言い訳をしたり，合理化を行う場合が多いが，何と合理化しようと，目立つほど頻回にオフィスの席を立ち部屋を出る，会議や研修会などの場にとどまり続けることができないといった特徴はこの症状が存在すると評価すべきだろう。

　c. 多動性症状（3）

　DSM-Ⅳが3番目に挙げた多動性症状である「**不適切な状況でしばしば走り回ったり高い所へ登ったりする（注：青年または成人では，落ち着かない感じのみに限られるかもしれない）**」はDSM-5でも表現の修正がなされていない。大人の場合には，「落ち着かない感じ」，すなわち仕事などに従事していると他の人よりも明らかに短時間で「何か落ち着かない」，あるいはその他の不快な感じがしてくるといった愁訴はこの症状に含まれる。

d. 多動性症状（4）

DSM-Ⅳで「しばしば静かに遊んだり余暇活動につくことが難しい」と記述されていたこの症状は，DSM-5では「**静かに遊んだり余暇活動につくことがしばしばできない**」と修正されており，静かに活動することがほとんどの場合にできなければ，年齢を越えてこの症状が陽性であることがわかる。

e. 多動性症状（5）

「しばしば『じっとしていない』，または『エンジンで動かされているように』行動する」と記述されているために，ほとんど幼い子どもでしか陽性とできなかったDSM-Ⅳ-TRの5番目の多動性症状は，DSM-5で「**レストランや会議に長時間とどまることができないかまたは不快に感じる；他の人達には，落ち着かないとか，一緒にいることが困難と感じられるかもしれない**」という例示を追加することで，大人の場合，どのように現れるかがイメージできるようになった。

f. 多動性症状（6）

「しばしばしゃべりすぎる」と記述されたDSM-Ⅳの6番目の多動性症状はDSM-5でまったく修正や追加が行われず，そのままの表現が維持されている。

(3) 衝動性（A2）

g. 衝動性症状（1）

衝動性症状の1番目は「**しばしば質問が終わる前にだしぬけに答え始めてしまう**」とDSM-Ⅳでは記述されている。授業中に教師の指名がある前に質問の答えを言ってしまうというADHDの子どもでよく見る行動は理解しやすいが，では大人の場合はどのような表現をとるのかという点では，この記述だけでは不十分であった。DSM-5はこの記述に「**他の人達の言葉の続きを言ってしまう；会話で自分の番を待つことができない**」という例示を追加し，会話場面で必要以上に他者の発言に割り込み，その終了を待たずに話し始めてしまう大人の行動がこの症状に当てはまることを示した。

h. 衝動性症状（2）

ブランコなどの遊具の前で順番を待つ子どもたちの列に割り込んで，いきなり乗り込もうとするような子どもの行動を主に表す「**しばしば順番を待つことが困難である**」とされたDSM-Ⅳの2番目の衝動性症状は，DSM-5では「**列に並んで**

いるとき」という例示が追加され，大人でも列に並んで待っている場面を不適切なほど回避するような場合に，この症状が疑われることがわかる。なお，ADHDの大人では，実際に列に割り込むという行動に現れることは少ないだろう。

i. 衝動性症状（3）

DSM-Ⅳの衝動性症状の3番目は「しばしば他人を妨害し，邪魔する（例：会話やゲームに干渉する）」であるが，DSM-5はこのDSM-Ⅳ-TRの例示をさらに詳細にし，「会話，ゲーム，または活動に干渉する；相手に聞かずにまたは許可を得ずに他人の物を使い始めるかもしれない；青年または成人では，他人のしていることに口出ししたり，横取りすることがあるかもしれない」と記述した。他者の活動に割って入り，その主導権を奪ってしまう行動が頻発する大人がこの症状を陽性と評価されることになる。

(4) ADHD診断における症候論的評価の流れ

DSM-5は，不注意，多動性，衝動性の各々の症状の有無を評価するにあたって，不注意（診断基準A1）と多動性−衝動性（同A2）に挙げられた各々9症状（計18症状）について，それが「少なくとも6カ月持続したことがあり，その程度は発達の水準に不相応で，社会的および学業的／職業的活動に直接，悪影響を及ぼすほどである」場合に限って「ADHDを疑わせる症状あり（陽性）」とすることを指示している。そのうえで，A1とA2の各領域の症状が6項目以上存在するときに初めてその領域（不注意または多動性−衝動性）が陽性となるというDSM-Ⅳの基準を継承しているが，DSM-5は新たに各領域の症状一覧について，「青年期後期および成人（17歳以上）では，少なくとも5つ以上」という規定を追加した。すなわち，成人のADHD診断の第一段階（診断基準A，症状の評価）では，不注意と多動性−衝動性の2症状一覧のどちらか，あるいは両方で，5個以上の，6カ月以上続いている，一定の重症度を持った症状の存在を評価する段階である。それが証明されて初めてADHDの可能性が出てくるのであり，続いてADHDであることを確かにしていく次の診断段階に向かうことになる。なお，多動性−衝動性症状（A2）の各症状について，反抗的行動と挑戦によるものや，課題や指示を理解しそこなった結果生じたものはADHD症状としないというただし書きがDSM-5には記載されており，鑑別診断に際して留意すべきである。

2. ADHD 診断の第二段階：診断のための 3 条件

前項の診断基準 A を満たした場合に，そのケースが次のような 3 条件を満たしているか否かの評価を行う第二段階に入っていく。

(1) 幼児期から一貫した障害であることの証明

条件の最初，すなわち診断基準 B は ADHD 症状が幼い時代から存在していたこと（発達障害であれば当然幼児期から症状のいくつかは存在したはずである）を証明する条件となる。DSM-5 はこれを「**不注意または多動性−衝動性の症状のうちいくつかが 12 歳になる前から存在していた**」と規定しているが，これは DSM-Ⅳで「**7 歳以前**」となっていたものからの修正である。成人では幼児期の ADHD 症状の有無を母親から聞き取れない場合が多く，聞き取れても幼児期に関する母親の記憶があいまいなことも少なくないことから，「**12 歳になる前**」と小学生年代での症状の有無にまで条件を緩和したことで，成人ケースでも子どもの頃の症状を聞き取りやすくしたということになる。小学校年代なら本人自身がある程度記憶しているエピソードがあること，そして親にとっても幼児期よりは鮮明に想起することができる可能性が高いことがその根拠である。幼い年代から ADHD 症状のいくつかが存在していたか否かについて評価する診断基準 B は，本人の陳述だけでなく，可能な限り母親などの養育者から話を聞いたり，記録（母子手帳，アルバム，幼稚園の記録，小学校の通知票や作品など）を参照させてもらったりして情報を補強する必要がある。

(2) 状況にかかわりなく障害が顕在化していることの証明

ADHD が生来性の神経発達上の障害であるなら，それはどのような環境や状況の下でも，少なくともその障害特性の片鱗が見て取れなければならないはずである。このような考え方はすでに DSM-Ⅳでも診断の条件として掲げられており，DSM-5 はこの考え方を継承する診断基準 C を設定し，「**不注意または多動性−衝動性症状のいくつかが 2 つ以上の状況（例：家庭，学校，職場；友人や親戚といるとき；その他の活動中）において存在する**」ことを証明することを求めた。あ

る場所だけで，あるいはある人物と一緒のときに限って話を妨害したり，落ち着きなく振る舞ったり，衝動的に振る舞うというだけでは，反抗をはじめとする別の要因による現象である可能性があり，ADHDとは断定できないことから設けられた重要な条件である。成人における診断においてもこのことを証明する必要があり，そのためには本人の発言だけで診断しようとせず，可能な限り親や配偶者，職場の上司などからも情報を得るという姿勢が求められるのである。

(3)「障害 disorder」であることの証明

DSM-5では，症候論的評価において，個々の症状はそれ自体一定の機能障害を生じるような強度で存在していなければならないと定めていることはすでに触れたとおりである。その症候論的な条件（診断基準A）を満たしたことを前提に，診断基準のBとCを満たしてADHDの診断に一歩近づいたケースは，念を押すかのように，「**これらの症状が，社会的，学業的，または職業的機能を損なわせているまたはその質を低下させているという明確な証拠がある**」という条件，すなわち診断基準Dを満たすことが求められることになっている。評価対象となったケースの全体像を見ても，ADHD症状の存在によって社会的，学業的，または職業的機能が大きく障害を受けていることを証明するという一段階がDSM-5の診断基準となっているのである。この条件はADHDが社会的に広く注目されるに至った現在，ADHD的な傾向を若干持つ子どもや大人がADHDと決めつけられてしまう不利益を最小限にするために設けられたものと理解し，臨床的診断に望む際には慎重に評価しなければならない。

3．ADHD診断の第三段階：鑑別診断

DSM-ⅣあるいはDSM-5に基づく診断過程の第三段階は，そのADHDを疑わせる症状群が他の精神疾患などで説明できてしまうものか否かについて評価する鑑別診断的評価に取り組む段階である。

DSM-ⅣはADHDと鑑別すべき対象疾患として広汎性発達障害（PDD：Pervasive Developmental Disorders），統合失調症，または他の精神疾患（例：気分

障害，不安障害，解離性障害，またはパーソナリティ障害）を挙げ，それらの疾患の経過中にだけ起きるものではなく，またそれらの疾患でその状態像を説明できるものでもない場合にだけADHDと診断できるとしている。

　これに対してDSM-5は，自閉スペクトラム症（ASD；DSM-Ⅳの広汎性発達障害に替わる概念）をこの疾患リストからはずすという重要な修正を加えたことはすでに述べたとおりである。PDDにしろASDにしろ，発達障害の中心的障害であるこの疾患は当然ながら基本的には生涯にわたって続くものであり，たとえADHDの典型例的な状態像を併せ持っていても，それは常にPDDの経過中に生じていることになり，そのような場合DSM-ⅣはPDDとADHDの併存を認めず，PDDのみの診断を選択すべきというルールであった。DSM-5が鑑別診断のリストからASDをはずしたということは，ASDとADHDの併存という診断が可能になったということである。この点に関して臨床医は以前からそのような実感を持っていたところであり，合理的な修正といえるが，1つ注意しなければならないことは，ASDの症候論そのものに多動性や衝動性，あるいは不注意と評価されかねない側面が含まれていることである。診断にあたってそのADHDを思わせる症状がASDで説明できないかどうかについては慎重に評価しなければならない。安易な併存診断は不必要な抗ADHD薬の投与を招きかねないという危険に臨床医は敏感であるべきだろう。

　統合失調症，気分障害，不安症＊（不安障害），解離症＊（解離性障害），パーソナリティ障害，薬物中毒やその離脱症状などの精神疾患はいずれもそれだけで衝動性をはじめとするADHD様症状を示す可能性があることは以前から認められていることから，それらの有無と，それによってADHD様症状が説明できるか否かの吟味を慎重に行わねばならない。この鑑別診断のデリケートな点はこれらの疾患がいずれも鑑別の対象であると同時に，ADHDの併存障害にもしばしば挙げられるからである。これらの疾患の存在下にADHD様症状を見いだした場合は，症状の詳細な内容，その出現の時期や他の症状を含めた出現順序などに関する資料を収集して判断する必要がある。

　子どものADHD診療においては以上のような精神疾患のほかに身体疾患との鑑別も重要であるが，成人の場合にも中枢神経系の障害をもたらすさまざまな身体疾患によるADHD様症状でありうることは常に意識しておきたい。

4. 診断確定

　上記のような3段階の診断過程をすべて満たす形で通過すると初めてADHDの診断が確立することになる。ADHD症状のいくつかが前景に出ているようなケースがそれだけで安易にADHDと診断され，薬物療法に導入されていくといった明らかに誤ったADHD診療が蔓延しないためにも，愚直にこの3段階の診断段階を踏んでいくという姿勢が必須であることを強調しておきたい。いまや症候論と特異的薬物療法に加えて，神経心理学的な病態も明らかにされつつあり，疾患概念として確立しつつあるやに見えるADHD論が真に人類の幸福に寄与することができるか否かは，この点にかかっているといっても大袈裟すぎはしないだろう。

5. ADHD診断を支える諸検査

　ADHD診断においては，診断確定のためのバイオロジカル・マーカーは現在のところ確定されたとはいいがたく，ADHDの診断確定はここまで述べてきたように，DSM-5（DSM-ⅣやICD-10を用いることも可能）の診断基準に準拠した評価のための過程をきちんとたどることによって得られるものである。
　しかし，ADHDの脳機能障害（認知にかかわる複数の機能障害を中心に）に関する知見は徐々に蓄積されてきており，有力ないくつかの検査も挙げられつつあるのも現状である。医学的検査としては脳波検査，事象関連電位（ERPs），脳の画像検査（MRIやCTなど）および機能画像検査（fMRIやNIRSなど），血液検査（甲状腺ホルモン血中濃度など）などからいくつかを選択して行う。神経心理学的検査としてはウィスコンシン・カードソーティングテスト（WCST：*Wisconsin Card Sorting Test*）などの遂行機能検査，注意機能検査（CAT［*Clinical Assessment for Attention*］のようなパッケージ化されたものがある），あるいは前頭眼窩部機能を評価するアイオワ・ギャンブリング課題（*Iowa gambling task*）などが行われる。そして，一般心理検査としてはWAIS-Ⅲ（*Wechsler Adult Intelligence*

Scale-Third Edition）成人知能検査，ロールシャッハ検査や主題統覚検査（TAT：Thematic Apperception Test）などの人格検査などが行われる。これらは，個々のADHDの特性をさまざまな側面から描き出し，それらをまとめることで少しでもテーラーメードと呼ぶにふさわしい治療計画を作成するために実施されるもので，その趣旨に沿って現実的に検査バッテリーを構成すべきである。なお，自記式あるいは観察者記入式の評価尺度（成人ではCAARS™［Conners' Adult ADHD Rating Scales］など）は診断確定の過程ではあくまで補助的な評価ツールの位置にとどまるが，継時的な症状の推移を数値化し，時系列に沿って追跡するのには役立つ。

まとめ

DSM-ⅣあるいはDSM-5の操作的診断の基準に準拠したADHDの診断はここまで述べてきた点を踏まえて，診断のために定められた階段を，繰り返しになるが，愚直に一段ずつ上っていけば，たどりつく結論である。いうまでもなく，その結果ADHDとは診断できないという結論に至ることはしばしばである。しかしここで注意しなければならないのは，ADHDの症候を診断基準よりは少ないながらはっきり示しており，他の精神疾患や身体疾患では説明できないケース，あるいは症候論的には基準を満たしているがDSM-5に従えば12歳以下でどうであったかの情報が全く得られないケースや，複数の状況で同じような障害が生じているという証拠が明確にならないケースなどで，適応上の問題を明確に示しているような場合の診断をどうするかという課題が残っている点である。DSM-Ⅳではこのようなケースの疾患概念として「特定不能のADHD（ADHDNOS：ADHD Not Otherwise Specified）」という付加的な概念が用意されていたが，DSM-5はほぼ同じ概念として「他の特定されるADHD（Other Specified ADHD）」が置かれている。DSM-5はさらに「特定不能のADHD（Unspecified ADHD）」という概念を設定し，ADHDが疑われるものの症状に乏しく，情報が不足しているため，ADHDともその他の神経発達症ともいえないようなケースのための概念としている。これらの2種類の疾患概念の使い分けはなかなかデリケートな問

題であり，乱用すべきものではないことを心得ておきたい。

参考文献

American Psychiatric Association（APA） 1980 *Diagnostic and Statistical Manual of Mental Disorders, 3rd edition*（DSM-Ⅲ）. Author; Washington, DC.

American Psychiatric Association 1987 *Diagnostic and Statistical Manual of Mental Disorders, 3rd edition, Revised*（DSM-Ⅲ-R）. Author; Washington, DC.

American Psychiatric Association 1994 *Diagnostic and Statistical Manual of Mental Disorders, 4th edition*（DSM-Ⅳ）. Author; Washington, DC.

American Psychiatric Association 2000 *Diagnostic and Statistical Manual of Mental Disorders, 4th edition, Text Revision*（DSM-Ⅳ-TR）. Author; Washington, DC.

American Psychiatric Association 2013 *Diagnostic and Statistical Manual of Mental Disorders, 5th edition*（DSM-5）. Author; Washington, DC.［日本精神神経学会（日本語版用語監修），髙橋三郎・大野裕（監訳） 2014 DSM-5 精神疾患の診断・統計マニュアル．pp.58-59．医学書院.］

World Health Organization（WHO） 1992 *The 10th revision of the International Classification of Diseases and Related Health Problems*（ICD-10）. Author; Geneva.

第4章

大人のADHDの鑑別診断

山田桂吾・三上克央・松本英夫
Keigo Yamada, Katsunaka Mikami, & Hideo Matsumoto

はじめに

　精神医学における国際的な診断分類には，アメリカ精神医学会の診断統計マニュアル第4版（*Diagnostic and Statistical Manual of Mental Disorders, 4th edition, Text Revision*：DSM-Ⅳ-TR; American Psychiatric Association：APA, 2000）と世界保健機関の国際疾病分類第10版（*The 10th revision of the International Classification of Diseases and Related Health Problems*：ICD-10; World Health Organization：WHO, 1992）があり，本邦でも基本的にはどちらかの診断基準に準拠し，日常臨床と研究は進められている。注意欠如・多動症*（注意欠如・多動性障害，Attention-Deficit/Hyperactivity Disorder：ADHD）も，原則としていずれかの基準に基づいて診断を進めていく。2013年5月にはDSM-5が公刊され，今後はDSM-Ⅳ-TRに代わりDSM-5に準拠して進められていくことになろう。DSM-5におけるADHD概念が，国際的な診断基準として認知されたのは，1968年に米国で公刊され多動概念を記載したDSM-Ⅱに遡ることができる。その後，このような多動性を有する子どもたちの特徴として，注意や実行機能の問題が注目されるようになり，1980年に公刊されたDSM-Ⅲでは，注意欠如障害という概念にまとめられた。こ

＊『DSM-5 精神疾患の診断・統計マニュアル』（日本精神神経学会［日本語版用語監修］，高橋三郎・大野裕［監訳］，医学書院，2014）による。

のDSM-Ⅲの注意欠如障害は，さらに「多動を伴うもの」と「多動を伴わないもの」の下位項目に分類され，現在のADHD概念に近似した内容となったが，1987年に公刊されたDSM-Ⅲの改訂版（DSM-Ⅲ-R）では，不注意だけを主症状とした群を診断から除外し，不注意，多動性，衝動性のいずれも備えた状態（不注意症状が中心ではあるが）を注意欠如・多動性障害とし，1992年刊行のICD-10もこの立場を採用した。しかし，1994年に公刊されたDSM-Ⅳでは，不注意，多動性，衝動性の3症状を主症状とするというDSM-Ⅲ-Rの立場を継承しつつ，それらの3症状の組み合わせによって，不注意優勢型，多動性−衝動性優勢型，混合型の下位分類をもつ注意欠如・多動性障害という診断概念を構築した。すなわち，不注意症状のみを主症状とする診断概念が再度国際舞台に登場し，2013年に公刊されたDSM-5でもその立場が継承され今日に至っている。

　これまで，ADHDは児童期にみられる障害という認識が一般的であり，成人期になると症状が軽快していくものと考えられていた。しかし，ADHDと診断された子どものうち約半数が成人期まで症状が持続し（Kessler et al., 2010），また，米国での成人期のADHDの有病率は4.4％との報告があり（Kessler et al., 2006），近年では児童期特有の問題ではないという認識が定着しつつある。

　内山らによる本邦における成人期ADHDの疫学調査によれば，日本某市の18〜49歳の男女10,000人を対象とし，*Adult ADHD Self Report Scale-Screener*（ASRS-screener）を用いて調査を行ったところ，調査協力を得られた3,910名のうち，196名がscreeningにおいて陽性となり，成人期ADHDの疑いのある陽性群となった（内山ら，2012a）。また，この196名の陽性群の中で，承諾の得られた22名に対して，Conners成人ADHD診断面接（*Conners' Adult ADHD Diagnostic Interview for DSM-Ⅳ-TR*：CAADID™; Epstein, 2004）を用いた診断面接を行ったところ，9名が成人期ADHDと診断され，この結果から成人期ADHDの有病率を2.09％と推定した（内山ら，2012b）。診断評価尺度の本邦での信頼性，妥当性の問題や，最終的な面接実施者の数などの問題点はあるものの，上記2研究は現時点での本邦での成人期ADHDの有病率を推定する貴重な研究である。ADHDが児童期特有の問題ではないとするのならば，成人となり医療機関を受診する患者に対しても適切な診断を行うことが求められる。多動性，不注意，衝動性といった症状を訴えてくる患者に対峙したときに，横断的な視点でのみ診療にあたるようなこと

があれば，他の疾患と見誤ったり，安易にADHDと診断するような状況へ陥りかねない。本稿では，大人のADHDと併存しうる疾患，または鑑別すべき疾患について，そこに包含する問題点を含め考察したい。

1. ADHDの概念

　本邦において2005年4月に施行された「発達障害者支援法」の発達障害の定義にはADHDが含まれているが（法第2条第1項），DSMやICDなどの国際的診断分類における歴史的経緯を見ると，ADHDは児童期の症候群的な色彩が色濃く反映され，明確には発達障害として扱われてこなかった。ところが，成人期でもADHD症状を認める報告が相次ぎ，児童期に特化した症候群的位置づけの変化を余儀なくされつつある。すなわち，成人期にもADHDが認められるかという問題を契機に，ADHDを発達障害として扱うべきかどうかという問題に直面することとなった。

　そもそも，発達障害という概念を認めた趣旨は，後天的な発症起点がある程度明らかであり，寛解と再発を繰り返す一般的な精神障害と峻別すべき疾患群を認める必要性があるからである。すわなち，生来的な脳機能の障害であり，生涯にわたりその人の社会的な適応に強い影響を及ぼし続けていく可能性のある偏りや傾向を有する疾患群を包含する概念が，現在の発達障害概念であると思われる。確かに，自閉スペクトラム症*（自閉症スペクトラム障害，Autism Spectrum Disorder：ASD）と比較すると，ADHDは症候群的要素が強いことは否めないが，今日では生来的な脳機能障害に起因することはほぼ明らかになりつつある。またADHDは，世代によって顕在化する症状の変化はみられるものの，寛解と再発を繰り返す一般の主要な精神障害とは明らかに一線を画するべきものであり，むしろ終生その人個人の生活に影響を与え続ける因子の1つとして捉えるべきである。したがって，発達障害という用語がふさわしいかどうかは別途検討が必要であるが，少なくともそのような疾患群を包含する概念の存在は精神医学的診断分類を考えていく上で重要なことであり，ADHDは発達障害に属するものと考えられ（三上・松本，2009；齊藤，2007），DSM-5では，ADHDは

Neurodevelopmental disorder（神経発達症）の項目に含まれている。

そうであるならば，発達障害は中枢神経系の障害という生物学的基盤を有することから，児童期に特化した疾患ではない。当然のことながら，発達障害を有する子どもは思春期を迎え，やがて青年期に至り，人生のさまざまな場面で問題が顕在化し得ると考えられる。すなわち，ADHDを発達障害と捉えるからこそ，当然に成人期以降にも問題となり得ると考えられる。

また，成人期ADHDの90％以上に不注意症状を認めるとする報告があり，成人期ADHDでは，不注意症状が中心となる（朝倉ら，2003；Kessler et al., 2010；Wilens et al., 2009）。これは，就学期に必要とされる能力が記憶力中心であったのに対し，仕事の場面では実行機能に関わる事務処理能力が中心となり，業務に優先順位をつけ効率よく処理することにつまずき，日常生活に支障をきたすことで受診につながることが理由の1つとして考えられる。なお，本邦での受診理由としては，自分はADHDではないだろうかと考え，医療機関を訪れるケースが少なくないことが特徴の1つである（朝倉，2011；朝倉ら，2003）。患者は，自分自身で思い当たる節があり医療機関を受診するのであって，多くは不注意，多動性-衝動性といったADHDにおける中核症状，もしくはそれと類似した症状を呈している。先にも述べたが，多動性，不注意，衝動性というキーワードのみで安易にADHDと診断することは，不適切な薬物療法を招くことにもなりかねないため，適切な診断を行うことが重要である。そのためには，類似した症状を呈する身体疾患，他の精神疾患やASDとの鑑別を行うことは必須であると考えられる。

2. 大人のADHDと鑑別を要する疾患

成人期ADHDを診断するにあたって必要不可欠になるのが症状の連続性であり，縦断的な視点で，小児期からの症状の持続性を確認することが重要である。そしてそれと同時に，成人期ADHDの症状に類似した疾患についての鑑別，もしくは併存障害の有無について十分な考察が求められる。以下に成人期ADHDの診断に際し，鑑別，もしくは併存を考慮すべき問題を示す。

(1) 身体疾患，薬物，嗜好品との関連性

類似した症状を呈する精神疾患だけが鑑別の対象になるのではなく，多くの身体疾患や生物学的な要因，服用している薬物（抗てんかん薬，抗ヒスタミン薬，ベンゾジアゼピン系薬剤等）や嗜好品（カフェイン，アルコール等）についての情報も，問診にて聴取する必要がある。中でも，甲状腺機能亢進症のように過活動を示す疾患に対しては注意を向ける必要がある。また，日中の眠気を主訴とするような睡眠障害との鑑別も忘れてはならない。とりわけ，ADHDとナルコレプシー，睡眠時無呼吸症候群との鑑別および併存については，日常臨床場面においてもたびたび遭遇することがある。ADHDとこれらの睡眠障害との関連性について，Corkumら（1998）が質問紙票を用いて調査した報告がある。その報告では，終夜睡眠ポリグラフ検査（*polysomnography*：PSG）やアクチグラフィーなどを利用し，睡眠効率の低下，夜間睡眠中の体動の増加，無呼吸・低呼吸指数が高いといった結果が得られ，*multiple sleep latency test*（MSLT）では日中の眠気が強いという結果となっている。これらの睡眠障害は，単体でも不注意や多動性，衝動性といったADHD様症状を呈することもあるため，鑑別を行うと同時に，併存した際にはADHDの中核症状を助長させる可能性があることも理解しておく必要がある。

また，物質依存・乱用との関連については，Biedermanら（1997）の研究によれば，ADHDがある青年120人とADHDのない青年120人の物質使用障害の併存率はともに15％であったが，4年間の追跡を行ったところ，ADHD群のほうが物質使用障害に至るまでの期間が有意に短い（1.2年対3.0年）ことが指摘されている。この他にも，ADHDと物質使用障害については数多く報告されており，ADHDは物質使用障害のリスク要因であるという認識がなされている。

(2) 鑑別を要する精神疾患

ADHDの特性を有する児童は，不注意，多動性，衝動性といった中核症状により，家族，友人，教師などとの対人関係や，学習面においてさまざまな場面で困難をきたすことがある。対人関係において，相手からの信頼を失う体験を重ねることで，自己評価が著しく低下したり，達成感を得ることが難しく，二次的に抑うつ気分や不安といった精神症状を呈したりすることで医療機関を訪れるケー

スも少なくない。そのため，気分障害や不安障害と診断されADHDを見落とされることもある。しかし，ADHDの診断が明らかになったからといって，他の精神疾患が否定されるわけではなく，併存障害の形を示すことも少なくはないため，鑑別診断を考える際には併存障害の有無についても十分考慮すべきである。併存障害についてはさまざまな報告がされているが，齊藤ら（2008）は，ADHDを反抗挑戦性障害，行為障害，さらに反社会性パーソナリティ障害に至る外在化障害と，受動攻撃的反抗，不安障害や気分障害，さらには境界性，回避性，依存性，受動攻撃性パーソナリティ障害に至る内在化障害に分け，ADHD児童の心理的発達について概念化している。特に，気分障害が19〜37％，不安障害が25〜50％，物質使用障害が32〜53％，パーソナリティ障害が10〜28％に認められることを報告している（Biederman et al., 1993; Biederman, 1998）。これらの併存障害は，患者の社会生活上の困難を増幅させ，二次障害を惹起するとともに，不適応状態を助長するものと考えられる。

　a．気分障害

　ADHDとの鑑別，併存障害として最も重要なものとして気分障害が挙げられるだろう。その中でも双極性障害との見極めが特に重要であると考えられているが，その理由としては，双極性障害の臨床症状とADHD症状は類似した臨床像を呈するからである。特に，小児期発症の双極性障害においては，躁病相とうつ病相が明確でなく，短期間の気分変動で認識されることが多く，不機嫌，焦燥，易刺激性といった情動面での変化やそれに伴う破壊的行動が主体となる。このような臨床像は，ADHDを有する者のエピソードと類似する点が多く，正確な評価を行うことは困難であるからである。また，ADHDの児童のうち双極性障害との併存例は3分の1にも及ぶといった報告もあり（Findling et al., 2002），鑑別の重要性とともに併存障害としての認識も念頭に置く必要がある。もっとも，成育歴を丁寧にたどることができれば，症状に長年の連続性があるかどうかの判断やおおよその発症起点の判断は可能であり，ADHDと双極性障害の鑑別や併存は，問題意識さえあればさほど困難ではない。治療において重要なことは，先にも述べたように，成人期以降に精神科外来を訪れるケースは，抑うつ気分や不安を主訴とするケースが中心であり，縦断的に観察する段でADHDなどの発達障

害の存在が示唆されても,まずは粛々と気分障害と不安症*(不安障害)を診断,治療する点である。気分障害,不安症の病状が不安定で,ADHDなどの発達障害の症状が一層顕在化しているケースはよく経験することである。気分障害,不安症の症状が軽快後,あらためてADHD症状を評価し,必要があれば治療へと進むことになる。しかし一方で,患者本人が,成人期までADHDとは認識していなくても,自らのADHD症状の不自然さを認識しながら生活してきた場合などは,長年の間,日常生活の中でさまざまな工夫と対処をしてきており,気分障害や不安症が改善しさえすれば,あらためてADHDの治療をする必要のない(もしくは,非薬物療法だけで十分な)ケースは臨床上頻繁に経験する。

b. 自閉スペクトラム症

次に,成人期ADHDの場合に限った問題ではないが,ASDとの鑑別,併存が問題となる。1980年以降はじめて,ADHDとASDの概念は別々に提唱され,両者の鑑別が議論の対象となった。しかしその一方で,両者で実行機能障害が示唆されるなど共通点も多く,本邦でも両者の併存の頻度は低くはなく(Yoshida & Uchiyama, 2004),2013年に公刊されたDSM-5では,ADHDとASDの併存が認められている。いずれにしても,しっかりとASDの有無を診断することは必須であり,ADHDとの併存を認めた場合には,まずはASDに対する治療構造を構築する必要がある(三上・松本,2007)。なぜなら,ASDの治療を進めていく中で,顕在化していた不注意,多動性−衝動性といったADHDの中核症状が潜在化することがあるからである。したがって,ASDの有無の判断は重要であり,成育歴を丁寧に問診することが必須となる。一方で,ADHDとASDの併存を認めても,ADHD症状が顕著な場合には,薬物療法まで必要な場合があり,ASDを併存した場合でも,ADHDに対する薬物療法は有効である。ASDの診断に引っ張られることでADHDの治療が遅れ,当該問題行動の解決につながらないことがあるので注意を要する(大西ら,2013)。なお,DSM-5により,ASDとの併存が認められたことで,今後はADHDとASDの併存の頻度が高くなろう。ASDとADHDの鑑別,併存の問題は,その時の症状を横断的に観察した際には問題となるが,成育歴を丁寧に問診して縦断的に観察し,発症,もしくは増悪起点を把握できれば,鑑別,併存の判断はさほど苦慮することではないと思われる。

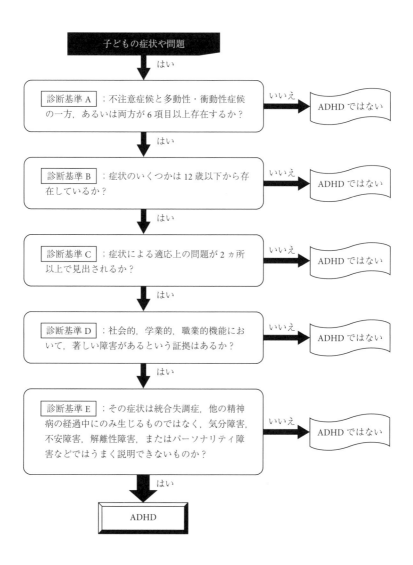

図 4-1　DSM-5 に準拠した ADHD 診断アルゴリズム（齊藤，2013）

3. 大人のADHDの鑑別，併存障害を含む診断の留意点

前述のように，成人期であれ，ADHDの診断は，原則としてDSM-5に準拠したADHD診断アルゴリズム（図4-1）に基づいて進めていく。可能な限り成育歴を問診し，診断はDSMに基づき，必要に応じてCAADID™日本語版を使用して行う。CAADID日本語版は，慣れれば決して使用しにくい尺度ではないことから，適切な診断のためには推奨され，成人期ADHDの診断に携わる臨床家は理解する必要がある。また，通常の精神障害に加えて，ASDの鑑別，併存の判断が必要となるが，厳密な診断には自閉症診断面接 改訂版（Autism Diagnostic Interview-Revised：ADI-R）日本語版，自閉症診断観察検査 第2版（Autism Diagnostic Observation Schedule Second Edition：ADOS-2）日本語版，広汎性発達障害日本自閉症協会評定尺度（Pervasive Developmental Disorders Autism Society Japan Rating Scale：PARS）を使用することが望ましい。しかし一方で，半構造化面接の施行には時間と労力を要し，ある程度の人的，物的資源の確保が必要となるが，保険収載されていない現状では困難を伴うことが予想される。したがって現段階では，DSMに沿って，適宜上記の尺度を施行しつつ診断していくことになろう。そして，DSMにおける成人期ADHDの診断の要諦は，児童期からの症状の連続性と他疾患の鑑別，併存の有無の判断であり，可能な限り児童期からの成育歴の問診が必須となる。したがって，ADHDの薬物療法を行う臨床家は，少なくとも児童期からの生活歴，行動歴の問診手法に精通する必要がある。

4. 症例の検討

最後に，ASDとの鑑別を要した症例を検討したい。症例は45歳男性，勤めている銀行でミスを繰り返すことを上司に指摘され，たまたまテレビで取り上げられていたADHDの番組を見た上司により医療機関の受診を強く勧められ，来院したケースである。なお，本稿に報告するにあたり，本人からの同意を得て，本稿の趣旨に影響を及ぼさない部分については個人情報保護の観点から一部変更した。

B氏（45歳・男性）

主　訴：何度指摘されても同じミスを繰り返してしまう。

家族歴：同胞2名中第1子。妻と長男，次男との4人暮らし。家系内に精神疾患の遺伝負因はない。

既往歴：特記すべきことなし。

現病歴：入社以来初めて転勤となった職場で同じミスを繰り返し，上司から何度注意されても改善を認めなかった。上司が偶然見たテレビ番組でADHDを知り，Bの現状と合致すると思ったため，Bは精神科受診を強く勧められ，本人だけで精神科を受診した。

初診時現症：年齢相応なスーツ姿の男性であり，礼節は保たれていた。疎通はよいが，返事は一辺倒で，時折外れた内容になった。しかし，面接時には，気分，思考，知覚面に明らかな異常所見を認めず，不注意や多動性-衝動性といったADHDの中核症状も認めなかった。

成育歴：両親は高齢で遠方に暮らしていることもあり，成育歴の問診は，学童期の通信簿などの資料と本人による回顧により，数回の受診にて可能な限り詳細に行うこととした。

　　　　Bの記憶は小学校入学以降のエピソードであったが，母親から伝え聞いた内容も合わせると，妊娠，出産に異常はなく，乳児期に明らかな身体的発達や言語発達の遅滞を認めなかった。しかし，幼稚園での生活では，集団での適応が悪く周囲と同じ行動をとりにくい点や，指示が入りにくい点を先生から指摘されていたようであった。また，小学校では，まじめで努力家な点は評価されたが，集団で皆と同じように活動することが苦手な点を担任から指摘されていた。本人の自覚として，特定の対象やパターンに対して興味が集中してしまう傾向があり，1つのことに没頭すると周囲からの呼びかけに応じないこともしばしばみられたようであった。学校では一人で過ごすことが多く，大きなトラブルにまで至ることはなかったが，年齢相応の友人関係を構築できてきたとはいえない状況であった。また，いわゆる暗黙のルールや曖昧な表現を理解しにくいこと，クラスの会話に入りづらく，入っても話題がずれてしまうこと，また融通の利きにくい性格であることも本人は認識していた。学業面においては，成績は中の上であったが，国語や算数の文章題を不得手とすることが多かったと語った。環境の変化や急な予定の変更への対応は苦手であり，幼少期には泣き叫

だり、癇癪を起こすこともしばしば見られた。学童期以降は、慣れ親しんだ物や場所を好み、なるべく物事を予定通りにこなすことを優先するようになったとのことであった。

　地元の小、中、高校を卒業し4年生大学へ進学し、卒業後は銀行員となった。社会人になると、ミスや失敗を指摘されることはなかったが、業務を効率よくこなすことができず、融通が利かないことを周囲から指摘されることが多くなった。自分でも効率が悪いとわかっていても、一度始めてしまうと最後までやりきらないと気持ちが悪いと語った。上司から注意をされながらも、Bのまじめできっちりしている点を周囲から評価され、自らの可能な限りの工夫によって仕事上での社会適応は保たれていた。その後、転勤となり、20年近く勤めていた職場から新天地へと移ることになったが、その頃から仕事上のミスが増え、上司や同僚から注意を受ければ受けるほど焦りが募り、悪循環に陥ったと語った。

　28歳時に結婚し長男、次男をもうけ家族4人で暮らしているが、家庭は円満であり、転勤の前後を通して自宅で不注意をはじめとしたADHDの中核症状が認められることはなかった。

経　過：上記所見より、Bに対し、診断はADHDではなくASDである旨を伝えた。そして会社側と密に連携をとり、職場の配置転換や業務内容の見直しを提案した。次第に、以前の職場と同様の評価（融通は利かないが、まじめで努力家）を周囲から得られるようになり、周囲からのサポートを受けながら、再び社会適応を図ることができている。

　本症例では、職場でのミスが多いことから、ADHDによる不注意症状を疑われ医療機関を受診することとなった。ADHDの診断においては、2つ以上の場面で基準を満たす症状が認められる必要がある。この趣旨は、当該症状が1つの場面でのみ認められる場合には、その場面におけるストレス因子による適応上の問題を生じている可能性をまず考慮すべきという点にあると思われる。本症例では本人の問診に頼らざるを得ない状況ではあったが、その限りでは、家庭内では不注意症状は認められなかった。また、仕事上でミスが目立ち始めたのは、転勤によりBの慣れ親しんだ仕事環境を離れ、新天地で業務を開始した後であった。さらに、可能な限り詳細に聴取した成育歴からは、幼少期から現在に至るまでに、

程度こそあれ，B には非言語的なコミュニケーションの障害，対人相互性の欠如，想像力の障害を連続して認めており，ASD に分類された。B は ASD における特性を持ちつつも，穏やかでまじめな性格や本人による精一杯の工夫により，周囲の適切なサポートを受けながら，長年にわたり社会適応を保っていたと考えられた。しかし，慣れ親しんだ職場からの異動を契機に，その変化に柔軟に対応できず（ある意味パニックに陥り），社会適応が損なわれたものと思われた。ADHD と診断される場合であれば，この時点で薬物療法も選択肢となり得るが，この症例の場合は環境調整を行うことが優先されると考え，会社側と連携をとり，職場の配置転換や業務内容の見直しを提案した。次第に，以前の職場と同様の評価（融通は利かないが，まじめで努力家）を周囲から得られるようになり，周囲からのサポートを受けながら再び大きく滞ることなく，業務を遂行できるようになった。

　この症例を通して，患者の主たる訴えからだけで ADHD を診断することはできず，現在の生活状況や幼児期からの成育歴を丁寧に問診し，症状の連続性を確認することの重要性が示唆された。もちろん，このような臨床姿勢は ADHD に限ったことではないが，とりわけ発達障害に関連して鑑別や併存を考慮する場合には，成育歴の詳細，かつ丁寧な観察は，必須の工程であると思われた。

まとめ

　ADHD が児童期特有の疾患であると捉えられていた時代から，児童期から成人期まで症状が持続し社会適応を妨げる 1 つの要因となること，すなわち発達障害であることが認識されるようになった。しかしながら，成人期に初めて医療機関を受診する場合，その診断，評価に関しては一定した見解が確立されていないのが現状である。今後さらに受診希望が増加していくと思われるなかで，適切な診断，そして ADHD と他疾患の鑑別や併存を判断していくためには，児童期から現在に至るまでの生活歴，行動歴を詳細，かつ丁寧に観察する臨床姿勢が最低限求められる。

参考文献

American Psychiatric Association（APA） 2000 *Diagnostic and Statistical Manual of Mental Disorders, 4th edition, Text Revision*（DSM-Ⅳ-TR）. Author; Washington, D.C.［高橋三郎・大野裕・染矢俊幸（監訳） 2004 DSM-Ⅳ-TR 精神疾患の診断・統計マニュアル 新訂版. 医学書院.］

朝倉新 2011 診療所における Adult AD/HD の臨床について．児童青年精神医学とその近接領域，52：406-410.

朝倉新・松本英夫・尾中啓枝ほか 2003 Adult AD/HD の臨床的研究――臨床的特徴と診断における問題点を中心に．児童青年精神医学とその近接領域，44：1-15.

Biederman, J. 1998 Attention-Deficit/Hyperactivity Disorder: A life-span perspective. *Journal of Clinical Psychiatry*; 59（supplement 7）: 4-16.

Biederman, J., Faraone, S. V., Spencer, T., et al. 1993 Patterns of psychiatric comorbidity, cognition, and psychosocial functioning in adults with attention deficit hyperactivity disorder. *American Journal of Psychiatry*; 150: 1792-1798.

Biederman, J., Willens, T., et al. 1997 Is ADHD a risk factor for psychoactive substance use disorders? : Findings from a four-year prospective follow-up study. *Journal of the American Academy of Child and Adolescent Psychiatry*; 36: 21-29.

Corkum, P. Tannock, R., & Moldofsky, H. 1998 Sleep disturbances in children with attention-deficit/hyperactivity disorder. *Journal of the American Academy of Child and Adolescent Psychiatry*; 37: 637-646.

Epstein, J., Johnson, D. E., & Conners, C. K. 2004 CAADID. MHS; Toronto.［中村和彦（監修），染木史緒・大西将史（監訳） 2012 CAADID™ 日本語版．金子書房.］

Findling, R. L., Kowatch, R. A., & Post, R. M. 2002 *Pediatric bipolar disorder: A handbook for clinicians*. Martin Dunitz; London.

Kessler, R. C., Adler, L., Barkley, R., et al. 2006 The prevalence and correlates of adult ADHD in the United States: Results from the National Comorbidity Survey Replication. *American Journal of Psychiatry*; 163（4）: 716-723.

Kessler, R. C., Green, J. G., Adler, L., et al. 2010 The structure and diagnosis of adult ADHD: Analysis of expanded symptom criteria from the adult ADHD clinical diagnostic scale. *Archives of General Psychiatry*; 67（11）: 1168-1178.

三上克央・松本英夫 2007 発達障害の思春期における診断と対応．鍋田恭孝（編集）：思春期臨床の考え方・すすめ方――新たなる視点・新たなるアプローチ．pp.202-214，金剛出版.

三上克央・松本英夫 2009 診断基準（ICD，DSM）．市川宏伸・鈴村俊介（編集）：日常診療で出会う発達障害のみかた．pp.2-10，中外医学社.

大西雄一・三上克央・松本英夫 2013 ADHD 症状を伴う思春期・成人期の自閉症スペクトラムの診立てと薬物療法．臨床精神薬理，16：357-365.

Yoshida, Y. & Uchiyama, T. 2004 The clinical necessity for assessing Attention Deficit/Hyperactivity Disorder（AD/HD）symptoms in children with high-functioning Pervasive Developmental Disorder（PDD）. *European Child Adolescent Psychiatry*; 13（5）: 307-314.

齊藤万比古　2007　注意欠陥／多動性障害は発達障害圏の中に包括し得るのか？　精神医学，49：571-573.

齊藤万比古　2013　おとなのADHDの診断．精神科治療学，28：139-145.

齊藤万比古・渡部京太（編集）　2008　注意欠如・多動性障害―ADHD―の診断・治療ガイドライン第3版．じほう．

内山敏・大西将史・中村和彦ほか　2012a　日本における成人期ADHDの疫学調査――Adult ADHD self report scale-screener（ASRS-screener）陽性群の特徴について．子どものこころと脳の発達，3：23-33.

内山敏・大西将史・中村和彦ほか　2012b　日本における成人期ADHDの疫学調査――成人期ADHDの有病率について．子どものこころと脳の発達，3：34-42.

Wilens, T. E., Biederman, J., Faraone, S. V., et al.　2009　Presenting ADHD symptoms, subtypes, and comorbid disorders in clinically referred adults with ADHD. *Journal of Clinical Psychiatry*; 70: 1557-1562.

World Health Organization（WHO）　1992　*The ICD-10 Classification of Mental and Behavioural Disorders: Clinical Description and Diagnostic Guidelines*. Author; Geneva.［融道男・中根允文・小宮山実（監訳）　1993　ICD-10精神および行動の傷害――臨床記述と診断ガイドライン．医学書院．］

◆ 第5章 ◆

大人のADHDの併存障害

齊藤卓弥
Takuya Saito

はじめに

　併存障害とは「広義には特定の疾患の観察中に存在するか，あるいは存在するようになる疾患」をさす。精神科疾患において併存障害が認められるメカニズムは，(1) 2つの障害に共通する病態がある場合，(2) 2つの障害を結びつける他の要因が存在する場合，などが想定される (Angold et al., 1999; Kooij et al., 2012 [表5-1])。DSM-5（*Diagnostic and Statistical Manual of Mental Disorders, 5th edition*）のように疾患が症状の有無によって操作的に診断される場合，「特定の疾患」と「併存障害」の境界が厳格でないことがしばしばある。操作的な診断においては，診断に必要な症状が単に重複することによって偶発的に併存障害の診断がなされる場合がある。このことが精神科領域での併存障害の合併率を高め，精神科において併存障害が複数存在するような状況がしばしば生じることに関連していると考えられている。

　成人期の注意欠如・多動症*（注意欠如・多動性障害　Attention-Deficit/Hyperactivity Disorder：ADHD）においても併存障害の合併率が高いことが報告されている。成人期ADHDに併存する精神科障害は，双極性障害，抑うつ性障害，

---

* 『DSM-5 精神疾患の診断・統計マニュアル』（日本精神神経学会［日本語版用語監修］，髙橋三郎・大野裕［監訳］，医学書院，2014）による。

表 5-1　ADHDと併存障害に共通する症状（Kooij et al., 2012）

	ADHDの症状						ADHDに関連する症状	ADHDの症状ではないもの
	多動性		衝動性		不注意			
	極端に口数が多い	落ち着きのなさ／精神運動興奮	観念奔逸	衝動的行動	集中困難	注意力低下／転導性の亢進	気分の変動／怒りの爆発	
気分障害								
大うつ病性障害		✓			✓	✓		抑うつ気分，体重減少，活動への関心低下，自殺念慮
双極性障害								症状が周期的，大うつ病と（軽）躁症状の繰り返し
・気分の安定した状態								
・軽躁状態	✓	✓	✓	✓	✓	✓	✓	
・抑うつ状態		✓			✓	✓		
不安症								
全般不安症		✓			✓	✓	✓	疲労，筋緊張，睡眠障害
間欠爆発症／パーソナリティ障害								
反社会性パーソナリティ障害				✓			✓	非行，嘘をつく，自己・他者軽視，自責の念の欠如
境界性パーソナリティ障害				✓			✓	見捨てられ不安，人間関係と自己像の不安定さ，自殺念慮，妄想
物質乱用／依存	✓	✓		✓	✓			深刻な影響があっても物質を過量摂取する 依存性：薬物依存の限度まで過量投与する：使用を止めるのが非常に困難
睡眠障害		✓			✓	✓		眠気，疲労

不安症＊（不安障害），アルコール・薬物関連障害，反抗挑発症＊（反抗挑戦性障害），パーソナリティ障害と，広範な疾患が挙げられている（Weiss et al., 2006）。成人期 ADHD の精神科疾患の併存率は 50 〜 75％と推定されている（Kessler et al., 2006）。併存率の高さは ADHD の診断を困難にするだけではなく，ADHD および併存する障害の治療をも困難にすると考えられている（Wasserstein, 2005; Wilens, Faraone et al., 2003）。成人期の ADHD の評価や治療は，ADHD の中核症状にとどまらず，さまざまな併存障害を適切に評価し対処することが不可欠である。

1. 併存症と性差

小児・児童期の ADHD と異なり，成人期の ADHD は有病率に大きな性差はなく，性差を考えることは重要ではないようにみえるが，成人の ADHD の診断および治療を行う際には性差を考慮することは非常に重要である。現在でも女性の不注意優勢型は過少診断されており（Rucklidge, 2008），欧米では ADHD と診断された 15 〜 21 歳のうち，処方を受けた人の 89％が男性であるなど，治療の機会にも性差が認められている（McCarthy et al., 2009）。成人期の ADHD の男女の比較では，複数の心理的な評価，一般的身体的評価の結果で女性の方が評価が低く，治療反応においても女性の方が低かったとの報告がある（Robison et al., 2008）。一方で，最近の報告では成人期の ADHD では女性が男性ほど全体として障害が強くないことも報告されているが，女性は年齢にかかわらず，対処能力，うつ病，不安において男性よりも多くの問題を抱える傾向が報告されている（Rucklidge, 2008; Rucklidge, 2010）。910 名の成人 ADHD を対象とした研究では，気分障害（61％ vs. 49％），不安症（32％ vs. 22％），摂食障害（16％ vs. 1％）の併存は女性に多く，物質関連障害は（45％ vs. 29％）の併存は男性に多かった（Gross-Lesch et al., 2013）。一方，双極性障害では性差は認められなかったと報告されている（Hesson & Fowler, 2015）。

2. ADHDと併存障害

　成人 ADHD 群と，年齢を一致させた成人の健常群との生涯有病率の比較では，健常群 45.6％に対し，ADHD 群では 71.1％に他の精神疾患が存在し，ADHD 群が精神科併存症をもつ比率が有意に高いことが報告されている（図 5-1，Sobanski et al., 2007）。中でも，ADHD 群では大うつ病を初めとする気分障害の併存率が高い。米国で行われた The National Comorbidity Survey Replication（NCS-R，全米併存症調査）において，DSM-Ⅳに基づいて行われた成人 ADHD 患者の併存障害の疫学的調査では，成人期の ADHD の気分障害の Odds ratio（OR）は 2.7 〜 7.5，不安症の OR は 1.5 〜 5.5，薬物関連障害の OR は 1.5 〜 7.9，間欠爆発症*（間欠性爆発性障害）の OR は 3.7 であった（Kessler et al., 2006）。一方で，Neuroticism（神経質）が低い ADHD 患者ほど，併存障害が少ない（Di Nicola et al., 2014）。

　また，成人期の ADHD の併存に関して特徴的なのは複数の併存障害をもつ可能性が高いことである（Fayyad et al., 2007）。さらに，ADHD が重症であればあるほど，併存症をもつ可能性が高い（Biederman et al., 1993; Kooij et al., 2001）。成人の ADHD 患者の約 50 〜 87％が併存症をもち，約 3 分の 1 が 2 つ以上の併存障害をもつことが報告されている（Biederman et al., 1993; Kooij et al., 2001）。成人期に新規に診断された ADHD 患者が初診時に診断される併存障害の数は，平均 2.4 診断と報告されている（Pineiro-Dieguez et al., 2014）。新たに成人の ADHD と診断する際に高率で存在する併存障害は，適切な診断を行うための大きな障壁となる。

　初診時における ADHD の下位分類と併存障害の合併率を比較すると，混合型が 72.4％と，多動性-衝動性優勢型（69.6％），不注意優勢型（65.3％）よりも有意に併存障害が多いことが報告されている（Pineiro-Dieguez et al., 2014）。

　齊藤・渡部（2008）は，子どもの ADHD の併存障害を行動障害群，情緒障害群，神経習癖群，発達障害群の 4 群に分けられるとした。成人期の ADHD の併存障害ではさらにそれを分割して 6 群に分ける方が，併存障害を理解する上で有効と考えられた（Kooij et al., 2012）。さらに，(1) DSM-5 では自閉スペクトラム症*（自閉症スペクトラム障害　Autism Spectrum Disorder：ASD）と ADHD の併存が認められたこと，(2) ADHD に身体的な併存障害の存在が強く示唆されることか

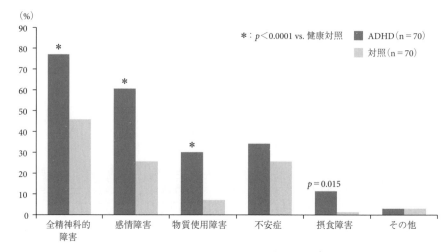

図 5-1　成人 ADHD における精神科的障害の併存（生涯罹病率）（Sobanski et al., 2007）

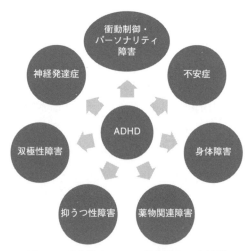

図 5-2　成人期の ADHD 併存障害の中核群

ら，これらを先の 6 つの併存障害に加えて整理し，7 つの併存障害を中核として併存障害を考えることが ADHD の診断と治療を考える上でさらに有用である（図 5-2）。

　併存障害の存在は ADHD の診断の困難さに大きく影響するだけでなく，これ

らの要因が治療の過程，治療抵抗性，治療反応性，病識，自己制御，治療への参加にも影響を与える（Newcorn et al., 2007）。さらに，併存障害の存在はしばしばADHDの症状をマスクし，ADHDの診断を困難にすることもある（Kooij et al., 2012）。臨床家はADHDと併存障害の関連をよく理解した上で患者を評価しなければならない。患者は複数の併存障害をもつ場合もあり，その複雑さを十分理解する必要がある。併存障害をもったADHDを診断する際に最も重要なことは，ある症状が1つの障害に由来するものなのか，あるいは併存する障害の症状と重複して考えることができるものなのかを見極めることである（Adler et al., 2008）。例えば，活動性の亢進をADHDの多動症状として評価すべきか，同時に双極性障害の症状としても考えるかで，併存障害と診断される可能性は大きく変わってくる。横断的な評価だけでなく，縦断的かつ包括的な臨床的判断が，併存障害の診断には求められる。

(1) ADHDとうつ病

　ADHDとうつ病の併存はしばしば認められる。うつ病のために治療を受けている成人ではADHDの頻度は増加し，一方で成人ADHD患者では非ADHD群に比べてうつ病の発症率が高い。両者の併存は多いにもかかわらず，うつ病をもつ成人の中でADHDの併存はしばしば見過ごされることが多い。多くの合併症例の場合，うつ病の発症に先行してADHDが発症しており，ADHD治療は大うつ病の発症を有意に遅らせることが報告されている（Daviss et al., 2008［図5-3］）。また，ADHDの経過の中でうつ病が発症した際にも見過ごされることが多い。成人期になると，仕事や家庭生活においてさまざまな課題を同時に行う必要や，集中力を要する場面が多くみられるため，成人のADHDでは，従来こなすことができる範囲を超えてしまうことにより，物事がうまくいかなくなることが増える。機能障害が引き起こす結果は，繰り返しの失敗体験や自己価値の低下につながり，成人期のADHDとうつ病の併存率の高さの一因と考えられている。成人期のADHDでは，単にうつ病だけではなく，閾値下のうつ病を初めとした，気分にかかわるさまざまな症状（すなわち，ストレス耐性の低下，不機嫌，過度の気分反応性）を含めると，抑うつ障害群の疾患の併存はより多くなっていく（Biederman et al., 1995; Biederman, 2004; Wilens et al., 2009）。

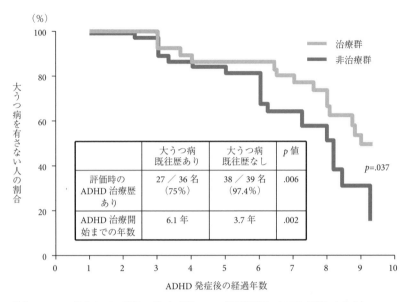

対象：11〜18歳のADHD患者75名（5例は7〜9歳の発症で，ADHDの疑いとした）

図5-3　ADHD治療とうつ病（Daviss et al., 2008）

　先述のNCS-R調査では，米国での成人のADHDの頻度を4.4％としている（Kessler et al., 2005; Kessler et al., 2006）。NCS-Rでは，19〜44歳の成人3,199名のうち，大うつ病の診断をもつ群の9.4％がADHDの診断基準を満たすのに対して，非大うつ病群では3.7％がADHDの診断基準を満たした。一方で，ADHDの診断をもつ群の18.6％は大うつ病の診断基準を満たし，非ADHD群は7.8％が大うつ病の診断基準を満たした（$p < 0.05$）。さらに気分変調症*（気分変調性障害）では，気分変調症の診断をもつ群の22.6％がADHDの診断基準を満たすのに対して，非気分変調症群では3.7％がADHDの診断基準を満たした。ADHDの診断をもつ群の12.8％は気分変調症の診断基準を満たし，非ADHD群は1.9％が気分変調症の診断基準を満たした（$p < 0.05$）。また，ドイツにおける1,665名を対象とした疫学調査でも，成人のADHDは4.7％と推定され（de Zwaan et al., 2012），PHQ-2（*Patient Health Questionnaire-2*）を用いたスクリーニングでは，ADHD群は非ADHD群に比較して抑うつ症状を報告する頻度は約3倍高かった（OR = 2.9; 95% CI = 1.3〜6.4；$p < 0.01$）。一方で，PHQ-2を用いたスクリーニングで，大

表 5-2　ADHD とうつ病の併存

文献	併存	併存率
Biederman et al.（2008）	5 年間の ADHD の follow-up study 対象群に比べて 2.5 倍の大うつ病の併存率	40.7%
Kessler et al.（2006）	ADHD 群の大うつ病の併存率	18.6%
Hesson & Fowler（2015）	ADHD 群の大うつ病の併存率	36%
Di Nicola et al.（2013）	106 名の ADHD の大うつ病の併存率	7.5%
McIntyre et al.（2010）	203 名の MDD の国際研究での ADHD の併存率	5.4%

うつ病陽性群は 17.4％と，陰性群の 3.6％に比べて ADHD の頻度が高かった。気分障害センタークリニックに通院中の成人期の大うつ病性障害の患者 203 名のうち，5.4％は ADHD と診断された（McIntyre et al., 2010）。

カナダでの 447 名（その中で ADHD と診断された者は 335 名）を対象とした研究では，現在の大うつ病の診断（8 vs. 64；$\chi 2 = 8.5448$；$p < 0.002$），生涯の診断（24 vs. 112；$\chi 2 = 5.264$；$p < 0.01$）と，大うつ病の頻度が有意に高く，特に混合型でこの傾向が強かった（Cumyn et al., 2009）。

さらにブラジルの研究では，外来通院中の成人 ADHD 患者 320 名を対象とした調査で，大うつ病の併存群と非併存群とでは臨床像が違うことが報告された。併存群では，全般不安症*（全般性不安障害），パニック症*（パニック障害）など不安症の併存が多く，精神療法と薬物療法を求めることがより多かった。しかし，両者において外在性障害の頻度には差が認められなかった。カナダの 16,957 名の成人を対象とした研究では，488 名が ADHD と診断され，うち 36％が生涯の中で大うつ病の診断基準を満たした時期があり，非 ADHD 群の 12.5％より有意に高かった（$p < 0.0001$）（Hesson & Fowler, 2015）（表 5-2）。

一般に，ADHD と大うつ病の併存群では，早期の大うつ病の発症，うつ病の症状の重症化（Simon et al., 2013），うつ病相の高頻度化，自殺行動の増加が報告されている。また，併存群では気分の状態にかかわらず，落ち着きのなさ，精神運動興奮，気の散りやすさ，集中困難が存在していることがある。しかしながら，抑うつ気分，食欲・体重の減少，興味の喪失，希死念慮・自殺行動は，通常，抑うつエピソード中に起きやすい。

また，ADHD とうつ病の併存群では，糖尿病，高血圧，喘息といったその他の医学的な併存症をもつリスクが有意に高いことが報告されている（Alpert et al.,

1996)。

(2) ADHDと双極性障害

ADHDをもつ成人の19.4%に双極性障害が合併し（Kessler et al., 2006），双極性障害をもつ成人の21.2%にADHDが合併している（Kessler et al., 2006）と報告されている。別の報告では，ADHDの混合型では17%に双極性障害がみられ，不注意優勢型では3%に双極性障害がみられたとされている（Wilens et al., 2009）。Systematic Treatment Enhancement Program（STEP）では，双極性障害患者919名の中でADHDの診断がなされたのは9.5%であった（Nierenberg et al., 2005）。また，先述のカナダの研究では，16,957名の成人のうち488名がADHDと診断され，6.4%が双極Ⅰ型障害，3.3%が双極Ⅱ型の診断基準を生涯の中で満たした時期があるとされた一方で，非ADHD群では双極Ⅰ型障害が0.6%，双極Ⅱ型障害が1.2%と，双極Ⅰ型障害のみADHD群で有意に高かった（$p < 0.0001$）（Hesson & Fowler, 2015）。外来患者の中でADHDの併存は15.9～55.1%に認められた（Tamam et al., 2006; Tamam et al., 2008; Perroud et al., 2014）。また，双極性障害の入院患者の13.9%にADHDの併存が認められた（Torres et al., 2015）。気分障害センタークリニックに通院中の成人期の双極性障害の患者176名のうち，17.6%はADHDと診断された（McIntyre et al., 2010）（表5-3, 5-4）。

しばしば，双極性障害の治療とADHDの治療はお互いに合併する疾患の症状の増悪を引き起こす可能性があり（Nierenberg et al., 2005），正確な診断と慎重な治療的な判断が求められる。一般に混合型のADHDと双極性障害が併存する場合には，機能障害が強く，その他の併存症も伴いやすいことが報告されている（Wilens, Biederman, et al., 2003）。ADHDと気分障害は，合併率が高いことが報告

表5-3　双極性障害患者におけるADHDの合併

文献	対象となった双極性障害患者	合併率
Nierenberg et al.（2005）	919名　外来（28～53歳）	9.5%
Kessler et al.（2006）	3,199名　一般人口（18～44歳）	21.2%
Tamam et al.（2006）	44名　外来（19～58歳）	15.9%
Tamam et al.（2008）	159名　外来（18～65歳）	16.3%
Perroud et al.（2014）	138名　気分障害センタークリニック	55.1%
McIntyre et al.（2010）	176名の双極性障害の国際研究	17.6%

表 5-4　ADHD 患者における双極性障害の合併

文献	対象となった ADHD 患者	合併率
Wilens, Biederman, et al.（2003）	51 名　成人の臨床試験の対象者（18 ～ 59 歳）	47.1%
Kessler et al.（2006）	3,199 名　一般人口（18 ～ 44 歳）	19.4%
Hesson & Fowler（2015）	488 名　一般人口（20 ～ 64 歳）	6.4%
Di Nicola et al.（2014）	102 名	16.7%
Cumyn et al.（2009）	355 名の ADHD	19.1%

されている。発達障害と気分障害が合併する場合には，臨床場面において気分障害の症状の表現型がしばしば典型的なものと異なることから，しばしば診断が困難である。一方で，発達障害患者の気分障害の評価は適切な尺度・診断基準も存在しない。そのため系統だった治療的な評価も十分ではない。今後，標準化された診断・評価法の確立と治療の標準化が強く望まれる。

　一般的に ADHD と双極性障害が合併した際には，双極性障害に対する治療をまず行い，引き続いて ADHD の治療を行うことが推奨されている。

(3) ADHD と不安症

　以前は，ADHD と不安症は，不安が衝動性を抑制することから相互に除外される傾向があると考えられていた（Pliszka, 1998）。しかしながら，最近では臨床場面で ADHD と不安症の併存する成人症例に遭遇することは日常的なことであると考えられるようになってきている。NCS-R 調査の結果では，成人 ADHD 患者の 47.1％が不安症を合併しており，生涯有病率は 59％であった（Kessler et al., 2006; Adler et al., 2008）。成人の ADHD 症例の 26 ～ 63％が 1 つ以上の不安症と診断されると報告されている（Biederman et al., 1993; Kooij et al., 2001）。逆に，不安症の約 25％が成人の ADHD（閾値下の ADHD も含む）と診断されることも報告されている（Fones et al., 2000）。成人の不安症患者の中で ADHD を併存するは 9.5％であった（Moss et al., 2007）。非 ADHD 群に比べて ADHD 群に多い不安症として，パニック症，広場恐怖，心的外傷後ストレス障害，社交不安症*（社交不安障害），特定の恐怖症が多いと報告されている（Moss et al., 2007）。カナダの 16,957 名の成人を対象とした研究では，ADHD と診断された 488 名の 34.0％が生涯の中で全般性不安症の診断基準を満たした時期があり，9.4％の非 ADHD 群より有意に高かった（$p < 0.0001$）（Hesson & Fowler, 2015）。一方，129 名の不安症患者を対

象とした研究では，27.9％がADHDの診断基準を満たした（Van Ameringen et al., 2011）。

不安症とADHDの併存において，どちらに重点をおくかに関しては議論がある。一般に，身体的な不安症状を伴う場合には，不安症を最初に治療することが推奨されている。特に，ADHDの治療では精神刺激薬が不安を惹起することがあり，まず非精神刺激薬が推奨される。一方，ADHDが中心の症状であるか不安が軽度の場合は，抗ADHD薬が第一治療薬として選択される。ADHDの治療そのものがADHDの中核症状を改善し，二次的に不安症状を改善することもある。しかしながら，多くの場合ではSSRI（Selective Serotonin Reuptake Inhibitors, 選択的セロトニン再取り込み阻害薬）や精神療法の併用が必要である。一方で，非精神刺激薬のアトモキセチン（Atomoxetine）が，ADHDにおける不安症状を改善するとの報告も行われている（Weiss & Weiss, 2004; Kratochvil et al., 2005）。

(4) ADHDと衝動制御障害／パーソナリティ障害

衝動性制御の困難を抱える障害やパーソナリティ障害とADHDの併存が報告されている（Moss et al., 2007）。NCR-S研究の結果では，ADHDの19.6％に衝動制御障害が併存し，生涯有病率は70％である（Kessler et al., 2006; Adler et al., 2008）。中でも境界性（ボーダーライン）パーソナリティ障害の12.3％がADHDを併存し，衝動性や感情の易変性を共有している。また，ADHDにおける境界性パーソナリティ障害の併存は，非ADHD群に比較して10～13倍高くなるという縦断的な報告がある（Miller et al., 2008）。臨床群では，境界性パーソナリティ障害・反社会性パーソナリティ障害の38～65％に幼少期のADHDあるいは成人期にまで持続したADHDが認められる（Fossati et al., 2002; Ferrer et al., 2010）。910名の成人ADHDを対象とした研究では，B群パーソナリティ障害は51.4％にみられ，反社会性パーソナリティ障害は6.3％，境界性パーソナリティ障害は17.9％，演技性パーソナリティ障害は22.3％，自己愛性パーソナリティ障害は25.8％であった。C群パーソナリティ障害は42.6％にみられ，回避性パーソナリティ障害は18.6％，依存性パーソナリティ障害は3.6％，強迫性パーソナリティ障害は18.2％に認められた。B群パーソナリティ障害は混合型，多動性-衝動性優勢型に有意に高率にみられ，C群パーソナリティ障害は不注意優勢型に併存し

やすい傾向が有意に認められた（Jacob et al., 2014）。

(5) ADHDと物質関連障害

物質乱用や依存は，ADHD成人群では非ADHD成人群に比べて多くみられる（Biederman, 2004）。NCS-R研究の結果は，成人ADHD患者の15.2％が物質関連障害をもち（Adler et al., 2008），生涯有病率は36％であった（Kessler et al., 2006）。Mossら（2007）は，成人のADHDは非ADHD群に比べて物質乱用が5倍以上多いとしている。特にニコチン使用の有病率は健常群の2倍以上あり，ADHD症状の数とタバコの使用とは相関があることが報告されている（Kollins et al., 2005）。縦断的な調査では，ADHDの発症が物質関連障害に先行している。AHDHのもつ衝動性，報酬系の問題，心気刺激を求める傾向とその基底にある共通の遺伝的メカニズムも推測されている（Chambers et al., 2003）。

(6) ADHDと神経発達症

従来は，広汎性発達障害の診断がされると，ADHDの診断を併存障害として行うことはできなかった。しかし，DSM-5の改訂によりADHDと自閉スペクトラム症（ASD）の併存が認められるようになった。DSM-5ではASDの概念そのものが大きく変わってしまったため，併存症を扱う場合に従来のデータを引用することは必ずしも適切ではなく，また成人の広汎性発達障害とADHD症状についての研究も少ない。数少ない研究の中で，広汎性発達障害の74％はADHDの診断基準を満たすと報告されている（Goldstein & Schwebach, 2004）。日本でもアスペルガー症候群の85％，自閉症の58％でADHDの診断基準を満たすという報告が行われた（Yoshida & Uchiyama, 2004）。そのほか，初診時にADHDと診断された成人患者の15.1％にアスペルガー症候群の診断がされたという報告（Roy et al., 2013）や，成人の自閉症スペクトラム患者の36.7％がADHDの診断基準を満たしたという報告（Johnston et al., 2013）もある。今回，DSM-5の改訂によりADHDとASDの併存が許されるようになった後も早期からの情報を適切に聴取しながら慎重に鑑別，併存の診断を行っていく必要がある。

成人のADHDの学習障害は児童期に学校で認められるものと同様で（Biederman, 2004），学習障害の併存は退学，仕事での低い達成度などの原因とな

る。ADHDをもつ男性の32％，女性の17％が留年を経験していると報告している（Biederman et al., 1994）。

(7) ADHDと身体疾患

　成人期のADHDでは，肥満・高血圧は成人期の早期より，非ADHD群と比べて出現しやすいことが報告されている（Odent, 2010）。特に，不注意や衝動性と高血圧や肥満が相関していることから，ADHDによる食事管理などの問題が生活習慣病のリスクを高めている可能性があることが示唆される（Fuemmeler et al., 2011）。したがって，成人ADHDでは，血圧・血糖などの評価も不可欠である。肥満を伴うADHD患者は，肥満を伴わないADHD患者よりも併存症の数が多いとされる（Nazar et al., 2014）。BMI（Body Mass Index）が40以上の高度の肥満患者に対し，胃縮小術の前にADHDのスクリーニングを行ったところ，12.1％にADHDが疑われた（Gruss et al., 2012）。なお，肥満にADHD治療薬が有効であることが報告されており，ADHD肥満群において，アトモキセチン投与群はプラセボ群と比較して有意に体重減少を示した（Gadde et al., 2006）。

　睡眠障害とADHDの関連性については，機能的・解剖学的な面からも共通の病態生理を有している可能性が示唆されている（Owens, 2005）。小児・児童期のADHDと睡眠障害の記載は多くみられるが，最近，成人のADHDの睡眠の質と夜間不随意運動についても注目され（Surman et al., 2009），日中の眠気，むずむず脚症候群の併存も報告されている（Kooij et al., 2001）。むずむず脚症候群は，成人ADHDの20％に併存する（Zak et al., 2009）。

(8) その他の併存障害あるいは併存する病態

　最近はADHDと自殺の関係についても報告されている（Ljung et al., 2014）。ADHDの臨床場面においては記述以外の併存する疾患や病態への配慮が重要である。ADHDと摂食障害の併存も報告されるようになってきている。女性においてはADHD群のIRR（Incident Rate Ratio，罹患率比）が2.06（$p = 0.05$）と，ADHDは摂食障害の予想因子となっているが，男性では関係性は認められない。ADHD群における摂食障害では制限型は少なく，むちゃ食い・排泄行動が多いと報告されている（Bleck & DeBate, 2013）。神経性大食症群と対照群を比較する

と，神経性大食症群に成人期ADHDの頻度が高かった（OR = 4.2）（Seitz et al., 2013）。ADHDを併存する過食性障害（むちゃ食い症）では，メタアンフェタミン（methamphetamine）の徐放剤，アトモキセチンによる症状の改善が認められている（McElroy et al., 2007; Citrome, 2015）。

　成人期のADHDで暴力が増加すると報告されているが，併存障害などの要因を補正すると，ADHDそのものが暴力に寄与する影響はわずかであると報告されている。家族や友人などへの暴力は不注意優勢型にみられることがあり，実行機能障害による自己制御や情緒反応のコントロールの問題に起因すると考えられている（Barkley & Fischer 2010; Gonzalez et al., 2013）。

3. ADHDおよび併存症への対応

(1) ADHDの治療

　ADHDに関してはさまざまな治療が行われ，特に児童・思春期では併存障害のない場合に薬物療法，認知療法を含めた治療が有効なことが複数のメタ解析でも報告されている（Kooij et al., 2010）。成人でも，併存障害のないADHDについては治療の知見が集まってきており，国内外の学会等で成人のADHD治療のマニュアル・ガイドラインの作成も進んでいる。一方で，併存障害をもつADHDと併存障害をもたないADHDにおける精神療法，薬物への反応についての大規模な比較検討は，現時点では行われていない。

(2) 併存症の治療

　しばしばADHDの治療を開始する前に，併存障害の治療が進められる。一方で，精神刺激薬と抗うつ薬の併用にてADHDとうつ病の双方の症状が改善されたとの報告もある（Kooij, 2010）。したがって，現時点ではADHDと併存障害のいずれを優先的に治療するかに関しては，臨床的な判断に従うべきと考えられる。例えば，重症な躁エピソード中の患者であれば，躁エピソードの治療が優先されるべきである。しかし，現時点ではゴールデンスタンダードはなく，個々の症例に対して臨床的な判断を用いて患者への説明と同意を取りながら治療を進めていく

必要がある。

まとめ

　成人のADHDへの取り組みはまだ歴史が浅く，十分になされていない。従来，ADHDを早期に発見し，個別の支援を行っていくことや，二次障害と考えられる併存症を予防することに力点が置かれてきた。しかし，成人になり，就職，結婚，出産，昇進など，自分の能力の限界を超えて何らかの併存症が発症するまでは事例化しない症例が数多くある。また，精神的な併存症のみならず，身体的な合併症も発症させることの多い成人期のADHDにおいては，従来以上に併存障害に注目したADHD治療を構築していくことが必要とされる。

参考文献

Alpert, J. E., Maddocks, A., Nierenberg, A. A., O'Sullivan, R., Pava, J. A., Worthington, J. J. 3rd, Biederman, J., Rosenbaum J. F., & Fava, M.　1996　Attention deficit hyperactivity disorder in childhood among adults with major depression. *Psychiatry Research*; 62（3）: 213-219.

Angold, A., Costello, E. J., & Erkanli, A.　1999　Comorbidity. *Journal of Child Psychological Psychiatry*; 40（1）: 57-87.

Barkley, R. A. & Fischer, M.　2010　The unique contribution of emotional impulsiveness to impairment in major life activities in hyperactive children as adults. *Journal of American Academy of Child and Adolescent Psychiatry*; 49（5）: 503-513.

Biederman, J.　2004　Impact of comorbidity in adults with attention-deficit/hyperactivity disorder. *Journal of Clinical Psychiatry*; 65 Suppl 3: 3-7.

Biederman, J., Faraone, S., Mick E., & Lelon, E.　1995　Psychiatric comorbidity among referred juveniles with major depression: Fact or artifact? *Journal of American Academy of Child and Adolescent Psychiatry*; 34（5）: 579-590.

Biederman, J., Faraone, S.V., Spencer, T., Wilens, T., Mick, E., & Lapey, K.A.　1994　Gender differences in a sample of adults with attention deficit hyperactivity disorder. *Psychiatry Research*; 53（1）: 13-29.

Biederman, J., Faraone, S. V., Spencer, T., Wilens, T., Norman, D., Lapey, K. A., Mick, E., Lehman, B. K. & Doyle, A.　1993　Patterns of psychiatric comorbidity, cognition, and psychosocial functioning in adults with attention deficit hyperactivity disorder. *American Journal of Psychiatry*; 150（12）: 1792-1798.

Bleck, J. & DeBate, R. D.　2013　Exploring the co-morbidity of attention-deficit/hyperactivity disorder with eating disorders and disordered eating behaviors in a nationally representative community-based sample. *Eating Behaviors*; 14（3）: 390-393.

Chambers, R. A., Taylor, J. R., & Potenza, M. N. 2003 Developmental neurocircuitry of motivation in adolescence: A critical period of addiction vulnerability. *American Journal of Psychiatry*; 160（6）: 1041-1052.

Citrome, L. 2015 Lisdexamfetamine for binge eating disorder in adults:A systematic review of the efficacy and safety profile for this newly approved indication - what is the number needed to treat, number needed to harm and likelihood to be helped or harmed? *International Journal of Clinical Practice*; 69（4）: 410-421.

Cumyn, L., French, L., & Hechtman, L. 2009 Comorbidity in adults with attention-deficit hyperactivity disorder. *Canadian Journal of Psychiatry*; 54（10）: 673-683.

Daviss, W. B., Birmaher, B., Diler R. S., & Mintz, J. 2008 Does pharmacotherapy for attention-deficit/hyperactivity disorder predict risk of later major depression? *Journal of Child and Adolescent Psychopharmacology*; 18（3）: 257-264.

de Zwaan, M., Gruss, B., Muller, A., Graap, H., Martin, A., Glaesmer, H., Hilbert, A., & Philipsen, A. 2012 The estimated prevalence and correlates of adult ADHD in a German community sample. *European Archives of Psychiatry and Clinical Neuroscience*; 262（1）: 79-86.

Di Nicola, M., Sala, L., Romo, L., Catalano, V., Even, C., Dubertret, C., Martinotti, G., Camardese, G., Mazza, M., Tedeschi, D., Callea, A., De Risio, L., Guelfi, J. D., Rouillon, F., Janiri, L., & Gorwood, P. 2014 Adult attention-deficit/hyperactivity disorder in major depressed and bipolar subjects: role of personality traits and clinical implications. *European Archives of Psychiatry and Clinical Neuroscience*; 264（5）: 391-400.

Fayyad, J., De Graaf, R., Kessler, R., Alonso, J., Angermeyer, M., Demyttenaere, K., De Girolamo, G., Haro, J. M., Karam, E. G., Lara, C.J., Lepine, P., Ormel, J., Posada-Villa, J., Zaslavsky, A. M., & Jin, R. 2007 Cross-national prevalence and correlates of adult attention-deficit hyperactivity disorder. *British Journal of Psychiatry*; 190: 402-409.

Ferrer, M., Andion, O., Matali, J., Valero, S., Navarro, J. A., Ramos-Quiroga, J. A., Torrubia R., & Casas, M. 2010 Comorbid attention-deficit/hyperactivity disorder in borderline patients defines an impulsive subtype of borderline personality disorder. *Journal of Personality Disorders*; 24（6）: 812-822.

Fones, C. S., Pollack, M. H., Susswein, L., & Otto, M. 2000 History of childhood attention deficit hyperactivity disorder（ADHD）features among adults with panic disorder. *Journal of Affective Disorders*; 58（2）: 99-106.

Fossati, A., Novella, L., Donati, D., Donini M., & Maffei, C. 2002 History of childhood attention deficit/hyperactivity disorder symptoms and borderline personality disorder: A controlled study. *Comprehensive Psychiatry*; 43（5）: 369-377.

Fuemmeler, B. F., Ostbye, T., Yang, C., McClernon, F. J., & Kollins, S. H. 2011 Association between attention-deficit/hyperactivity disorder symptoms and obesity and hypertension in early adulthood: A population-based study. *International Journal of Obesity*（London）; 35（6）: 852-862.

Gadde, K. M., Yonish, G. M., Wagner, H. R. 2nd, Foust, M. S., & Allison, D. B. 2006 Atomoxetine for weight reduction in obese women: a preliminary randomised controlled trial. *International Journal of Obesity (London)*; 30（7）: 1138-1142.

Goldstein, S. & Schwebach, A. J. 2004 The comorbidity of Pervasive Developmental Disorder and Attention Deficit Hyperactivity Disorder: Results of a retrospective chart review. *Journal of Autism and Developmental Disorders*; 34（3）: 329-339.

Gonzalez, R. A., Kallis, C., & Coid, J. W. 2013 Adult attention deficit hyperactivity disorder and violence in the population of England: Does comorbidity matter? *PLoS One*; 8（9）: e75575.

Gross-Lesch, S., Dempfle, A., Reichert, S., Jans, T., Geissler, J., Kittel-Schneider, S., Nguyen, T. T., Reif, A., Lesch, K. P., & Jacob, C. P. 2013 Sex- and Subtype-Related Differences in the Comorbidity of Adult ADHDs. *Journal of Attention Disorders*; Epub Nov 6.

Gruss, B., Mueller, A., Horbach, T., Martin A., & de Zwaan, M. 2012 Attention-deficit/hyperactivity disorder in a prebariatric surgery sample. *European Eating Disorders Review*; 20（1）: e103-107.

Hesson, J. & Fowler, K. 2015 Prevalence and Correlates of Self-Reported ADD/ADHD in a Large National Sample of Canadian Adults. *Journal of Attention Disorders*; Epub Mar 6.

Jacob, C., Gross-Lesch, S., Jans, T., Geissler, J., Reif, A., Dempfle A., & Lesch, K. P. 2014 Internalizing and externalizing behavior in adult ADHD. *Attention Deficit Hyperactivity Disorders*; 6（2）: 101-110.

Johnston, K., Dittner, A., Bramham, J., Murphy, C., Knight, A., & Russell, A. 2013 Attention deficit hyperactivity disorder symptoms in adults with autism spectrum disorders. *Autism Research*; 6（4）: 225-236.

Kessler, R. C., Adler, L., Barkley, R., Biederman, J., Conners, C. K., Demler, O., Faraone, S. V., Greenhill, L. L., Howes, M. J., Secnik, K., Spencer, T., Ustun, T. B., Walters, E. E., & Zaslavsky, A. M. 2006 The prevalence and correlates of adult ADHD in the United States: Results from the National Comorbidity Survey Replication. *American Journal of Psychiatry*; 163（4）: 716-723.

Kessler, R. C., Adler, L. A., Barkley, R., Biederman, J., Conners, C. K., Faraone, S. V., Greenhill, L. L., Jaeger, S., Secnik, K., Spencer, T., Ustun, T. B., & Zaslavsky, A. M. 2005 Patterns and predictors of attention-deficit/hyperactivity disorder persistence into adulthood: Results from the national comorbidity survey replication. *Biological Psychiatry*; 57（11）: 1442-1451.

Kollins, S. H., McClernon, F. J., & Fuemmeler, B. F. 2005 Association between smoking and attention-deficit/hyperactivity disorder symptoms in a population-based sample of young adults. *Archives of General Psychiatry*; 62（10）: 1142-1147.

Kooij, J. J., Huss, M., Asherson, P., Akehurst, R., Beusterien, K., French, A., Sasane, R. & Hodgkins, P. 2012 Distinguishing comorbidity and successful management of adult ADHD. *Journal of Attention Disorders*; 16（5 Suppl）: 3S-19S.

Kooij, J. J., Middelkoop, H. A., van Gils, K., & Buitelaar, J. K. 2001 The effect of stimulants on nocturnal motor activity and sleep quality in adults with ADHD: An open-label case-control study. *Journal of Clinical Psychiatry*; 62（12）: 952-956.

Kooij, S. J., Bejerot, S., Blackwell, A., Caci, H., Casas-Brugue, M., Carpentier, P. J., Edvinsson, D., Fayyad, J., Foeken, K., Fitzgerald, M., Gaillac, V., Ginsberg, Y., Henry, C., Krause, J., Lensing, M. B.,

Manor, I., Niederhofer, H., Nunes-Filipe, C., Ohlmeier, M. D., Oswald, P., Pallanti, S., Pehlivanidis, A., Ramos-Quiroga, J. A., Rastam, M., Ryffel-Rawak, D., Stes, S., & Asherson, P. 2010 European consensus statement on diagnosis and treatment of adult ADHD: The European Network Adult ADHD. *BMC Psychiatry*; doi: 10. 1186/ 1471-244X-10-67.

Kratochvil, C. J., Newcorn, J. H., Arnold, L. E., Duesenberg, D., Emslie, G. J., Quintana, H., Sarkis, E. H., Wagner, K. D., Gao, H., Michelson, D., & Biederman, J. 2005 Atomoxetine alone or combined with fluoxetine for treating ADHD with comorbid depressive or anxiety symptoms. *Journal of American Academy of Child and Adolescent Psychiatry*; 44 (9) : 915-924.

Ljung, T., Chen, Q., Lichtenstein, P., & Larsson, H. 2014 Common etiological factors of attention-deficit/hyperactivity disorder and suicidal behavior: A population-based study in Sweden. *JAMA Psychiatry*; 71 (8) : 958-964.

McCarthy, S., Asherson, P., Coghill, D., Hollis, C., Murray, M., Potts, L., Sayal, K., de Soysa, R., Taylor, E., Williams, T., & Wong, I. C. 2009 Attention-deficit hyperactivity disorder: Treatment discontinuation in adolescents and young adults. *British Journal of Psychiatry*; 194 (3) : 273-277.

McElroy, S. L., Guerdjikova, A., Kotwal, R., Welge, J. A., Nelson, E. B., Lake, K. A., Keck, P. E. Jr., & Hudson, J. I. 2007 Atomoxetine in the treatment of binge-eating disorder: a randomized placebo-controlled trial. *Journal of Clinical Psychiatry*; 68 (3) : 390-398.

McIntyre, R. S., Kennedy, S. H., Soczynska, J. K., Nguyen, H. T., Bilkey, T. S., Woldeyohannes, H. O., Nathanson, J. A., Joshi, S., Cheng, J. S., Benson, K. M., & Muzina, D. J. 2010 Attention-deficit/ hyperactivity disorder in adults with bipolar disorder or major depressive disorder: Results from the international mood disorders collaborative project. *Primary Care Companion to Journal of Clinical Psychiatry*; 12 (3).

Miller, C. J., Flory, J. D., Miller, S. R., Harty, S. C., Newcorn J. H., & Halperin, J. M. 2008 Childhood attention-deficit/hyperactivity disorder and the emergence of personality disorders in adolescence: A prospective follow-up study. *Journal of Clinical Psychiatry*; 69 (9) : 1477-1484.

Moss, S. B., Nair, R., Vallarino, A., & Wang, S. 2007 Attention deficit/hyperactivity disorder in adults. *Primary Care*; 34 (3) : 445-473, v.

Nazar, B. P., Suwwan, R., de Sousa Pinna, C. M., Duchesne, M., Freitas, S. R., Sergeant, J., & Mattos, P. 2014 Influence of attention-deficit/hyperactivity disorder on binge eating behaviors and psychiatric comorbidity profile of obese women. *Comprehensive Psychiatry*; 55 (3) : 572-578.

Newcorn, J. H., Weiss, M., & Stein, M. A. 2007 The complexity of ADHD: Diagnosis and treatment of the adult patient with comorbidities. *CNS Spectrums*; 12 (8 Suppl 12) : 1-14; quiz 15-16.

Nierenberg, A. A., Miyahara, S., Spencer, T., Wisniewski, S. R., Otto, M. W., Simon, N., Pollack, M. H., Ostacher, M. J., Yan, L., Siegel, R., & Sachs, G. S. 2005 Clinical and diagnostic implications of lifetime attention-deficit/hyperactivity disorder comorbidity in adults with bipolar disorder: Data from the first 1000 STEP-BD participants. *Biological Psychiatry*; 57 (11) : 1467-1473.

Odent, M. 2010 Attention deficit hyperactivity disorder (ADHD) and obesity: Two facets of the same disease? *Medical Hypotheses*; 74 (1) : 139-141.

Owens, J. A. 2005 The ADHD and sleep conundrum: A review. *Journal of Developmental and*

Behavioral Pediatrics; 26 (4) : 312-322.

Perroud, N., Cordera, P., Zimmermann, J., Michalopoulos, G., Bancila, V., Prada, P., Dayer, A., & Aubry, J. M.　2014　Comorbidity between attention deficit hyperactivity disorder (ADHD) and bipolar disorder in a specialized mood disorders outpatient clinic. *Journal of Affective Disorders*; 168: 161-166.

Pineiro-Dieguez, B., Balanza-Martinez, V., Garcia-Garcia, P., & Soler-Lopez, B.　2014　Psychiatric Comorbidity at the Time of Diagnosis in Adults With ADHD: The CAT Study. *Journal of Attentive Disorders*; published online Jan 24.

Pliszka, S. R.　1998　Comorbidity of attention-deficit/hyperactivity disorder with psychiatric disorder: An overview. *Journal of Clinical Psychiatry*; 59 Suppl 7: 50-58.

Robison, R. J., Reimherr, F. W., Marchant, B. K., Faraone, S. V., Adler L. A., & West, S. A.　2008　Gender differences in 2 clinical trials of adults with attention-deficit/hyperactivity disorder: a retrospective data analysis. *Journal of Clinical Psychiatry*; 69 (2) : 213-221.

Roy, M., Ohlmeier, M. D., Osterhagen, L., Prox-Vagedes, V., & Dillo, W.　2013　Asperger Syndrome: A frequent comorbidity in first diagnosed adult ADHD patients? *Psychiatria Danubina*; 25 (2) : 133-141.

Rucklidge, J. J.　2008　Gender differences in ADHD: implications for psychosocial treatments. *Expert Review of Neurotherapeutics*; 8 (4) : 643-655.

Rucklidge, J. J.　2010　Gender differences in attention-deficit/hyperactivity disorder. *Psychiatric Clinics of North America*; 33 (2) : 357-373.

齊藤万比古・渡部京太（編集）　2008　注意欠如・多動性障害―ADHD―の診断・治療ガイドライン第3版．じほう

Seitz, J., Kahraman-Lanzerath, B., Legenbauer, T., Sarrar, L., Herpertz, S., Salbach-Andrae, H., Konrad K., & Herpertz-Dahlmann, B.　2013　The role of impulsivity, inattention and comorbid ADHD in patients with bulimia nervosa. *PLoS One*; 8 (5) : e63891.

Simon, V., Czobor, P., & Bitter, I.　2013　Is ADHD severity in adults associated with the lifetime prevalence of comorbid depressive episodes and anxiety disorders? *European Psychiatry*; 28 (5) : 308-314.

Sobanski, E., Bruggemann, D., Alm, B., Kern, S., Deschner, M., Schubert, T., Philipsen, A., & Rietschel, M.　2007　Psychiatric comorbidity and functional impairment in a clinically referred sample of adults with attention-deficit/hyperactivity disorder (ADHD) . *European Archives of Psychiatry and Clinical Neurosciences*; 257 (7) : 371-377.

Surman, C. B., Adamson, J. J., Petty, C., Biederman, J., Kenealy, D. C., Levine, M., Mick, E., & Faraone, S. V.　2009　Association between attention-deficit/hyperactivity disorder and sleep impairment in adulthood: Evidence from a large controlled study. *Journal of Clinical Psychiatry*; 70 (11) : 1523-1529.

Tamam, L., Karakus G., & Ozpoyraz, N.　2008　Comorbidity of adult attention-deficit hyperactivity disorder and bipolar disorder: Prevalence and clinical correlates. *European Archives of Psychiatry and Clinical Neurosciences*; 258 (7) : 385-393.

Tamam, L., Tuglu, C. Karatas, G., & Ozcan, S.　2006　Adult attention-deficit hyperactivity disorder in patients with bipolar I disorder in remission: preliminary study. *Psychiatry and Clinical Neurosciences*; 60（4）: 480-485.

Torres, I., Gomez, N., Colom, F., Jimenez, E., Bosch, R., Bonnin, C. M., Martinez-Aran, A., Casas, M., Vieta, E. , Ramos-Quiroga, J. A., & Goikolea, J. M. 2015 Bipolar disorder with comorbid attention-deficit and hyperactivity disorder. Main clinical features and clues for an accurate diagnosis. *Acta Psychiatrica Scandinavica*; Epub Apr 20.

Van Ameringen, M., Mancini, C., Simpson W., & Patterson, B. 2011 Adult attention deficit hyperactivity disorder in an anxiety disorders population. *CNS Neuroscience and Therapeutics*; 17（4）: 221-226.

Wasserstein, J. 2005 Diagnostic issues for adolescents and adults with ADHD. *Journal of Clinical Psychology*; 61（5）: 535-547.

Weiss, M. D., Gadow, K., & Wasdell, M. B. 2006 Effectiveness outcomes in attention-deficit/hyperactivity disorder. *Journal of Clinical Psychiatry*; 67 Suppl 8: 38-45.

Weiss, M. D. & Weiss, J. R. 2004 A guide to the treatment of adults with ADHD. *Journal of Clinical Psychiatry*; 65 Suppl 3: 27-37.

Wilens, T. E., Biederman, J., Faraone, S. V., Martelon, M., Westerberg, D., & Spencer, T. J. 2009 Presenting ADHD symptoms, subtypes, and comorbid disorders in clinically referred adults with ADHD. *Journal of Clinical Psychiatry*; 70（11）: 1557-1562.

Wilens, T. E., Biederman, J., Wozniak, J., Gunawardene, S., Wong J., & Monuteaux, M. 2003 Can adults with attention-deficit/hyperactivity disorder be distinguished from those with comorbid bipolar disorder? Findings from a sample of clinically referred adults. *Biological Psychiatry*; 54（1）: 1-8.

Wilens, T. E., Faraone, S. V., Biederman, J., & Gunawardene, S. 2003 Does stimulant therapy of attention-deficit/hyperactivity disorder beget later substance abuse? A meta-analytic review of the literature. *Pediatrics*; 111（1）: 179-185.

Yoshida, Y. & Uchiyama, T. 2004 The clinical necessity for assessing Attention Deficit/Hyperactivity Disorder（AD/HD）symptoms in children with high-functioning Pervasive Developmental Disorder（PDD）. *European Child and Adolescent Psychiatry*; 13（5）: 307-314.

Zak, R., Fisher, B., Couvadelli, B. V., Moss, N. M., & Walters, A. S. 2009 Preliminary study of the prevalence of restless legs syndrome in adults with attention deficit hyperactivity disorder. *Perceptual and Motor Skills*;108（3）:759-763.

◆ 第 **6** 章 ◆

大人の ADHD の薬物療法

田中英三郎・市川宏伸
Eizaburo Tanaka & Hironobu Ichikawa

はじめに

　近年，ADHD（Attention-Deficit / Hyperactivity Disorder，注意欠如・多動症＊［注意欠如・多動性障害］）の精神薬理学は急速に発展している。本邦では 2007 年にメチルフェニデート（Methylphenidate：MPH）の徐放剤（Concerta™；コンサータ®），2009 年にアトモキセチン（Atomoxetine：ATM）が，それぞれ小児（18 歳未満）の ADHD の治療薬として発売された。また，2012 年にはアトモキセチンが，2013 年にはメチルフェニデート徐放剤の適応が成人（18 歳以上）に拡大された。本章では，まず ADHD の精神薬理について，病態仮説を紹介したうえで，個別の治療薬の作用機序と有効性に関するエビデンスの解説を行う。その後，ADHD の薬物療法の実践について詳述する。

1. ADHD の薬理学的背景

（1）臨床症状と脳内神経回路の関連

　ADHD の 3 大症状である多動性，衝動性，不注意は，前頭葉の機能異常が大きく関連していると考えられている。前頭葉は大脳半球前部に位置し，ドーパミ

ン感受性神経を豊富に有している。その機能を一言で表現するならば，脳全体の司令塔といえるであろう。具体的な働きとしては，運動とその調整，報酬予測とそれに基づく意思決定，実行機能（何をするか，どのようにするかを企画し，それに従って実行する。その後，それでよかったか自己評価する一連の働き）などが挙げられる。また前頭葉は，皮質－線条体－視床－皮質回路（Cortico-Striato-Thalamo-Cortical loop：CSTC 回路）を介して，大脳皮質下領域と神経回路を形成している。この CSTC 回路は，運動，報酬系，実行機能，情動などに関係していることが知られている。

　特定の ADHD 症状が，前頭葉のどの神経回路と関連しているかについての仮説を解説する（Stahl, 2008）。図 6-1 に ADHD 症状と神経回路の関連を表した模式を示した。まず補足運動野や運動前野の神経回路の機能不全が，多動性と関連しているかもしれない。次に眼窩前頭皮質の神経回路が，衝動性と深く関わっていることが知られている。これは ADHD に見られる衝動性だけでなく，その他の精神疾患による衝動性とも共通しており，CSTC 回路内の視床における刺激選別の障害が一因かもしれない。また眼窩前頭皮質は，CSTC 回路を介して大脳辺縁系の側坐核とも神経回路を形成している。この側坐核を含む回路は，ドーパミン分泌を介して"楽しそうだ"，"面白そうだ"といった感情を引き起こし，次の行動を決定する。この一連の反応は，意思決定において強い即時的な影響力を及ぼすため，情報を集め判断するという認知のプロセスを飛ばしてしまうことがある。したがって，側坐核を含む神経回路に機能不全がある場合，非合理的で自己破壊的な行動を衝動的に選択してしまう。最後に，背側前帯状皮質および背外側前頭前皮質の神経回路と不注意症状の関連が示唆されている。背側前帯状皮質の神経回路は，選択的注意に関する機能を担っている。選択的注意とは，多様な情報が渦巻く環境条件下で，その個人にとって重要だと認識された情報のみを選択し，それに注意を向ける機能である。例えば，パーティ会場のあちこちで賑やかに談笑が行われ，かなり騒々しい状態になっても，誰かとの話に夢中になっているときには，周囲の話し声やざわめきはあまり気にならないというものである。この選択的注意が障害されると，重要でない刺激に攪乱されて気が散ってしまい，

＊『DSM-5 精神疾患の診断・統計マニュアル』（日本精神神経学会［日本語版用語監修］，髙橋三郎・大野裕［監訳］，医学書院，2014）による。

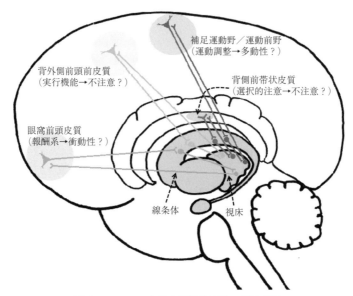

図 6-1 ADHD 症状と脳神経回路の関連仮説
注) 図内の神経回路の位置関係は，3 次元構造の脳を平面表記してあるため模式的で正確ではない。

表 6-1 ADHD 症状と脳神経回路の関連仮説

症状	神経ネットワーク	機能
多動性	補足運動野／運動前野 → 被殻 → 視床 → 補足運動野／運動前野	運動制御
衝動性	眼窩前頭皮質 → 尾状核 → 視床 → 眼窩前頭皮質	報酬系
不注意	背側前帯状皮質 → 線条体 → 視床 → 背側前帯状皮質	選択的注意
	背外側前頭前皮質 → 線条体 → 視床 → 背外側前頭前皮質	実行機能

一見すると不注意に映ってしまう。背側前帯状皮質の神経回路において，情報処理がうまくいかない場合に選択的注意が障害されると考えられている。背外側前頭前皮質の神経回路は，実行機能と関連し，この部分の障害で注意の持続が困難になると考えられている（表6-1）。

(2) 低ドーパミン仮説

Forssberg ら（2006）は PET による画像解析を行い ADHD でドーパミン神経の機能低下があることを報告した。ADHD では皮質下を中心とした脳の大部分においてドーパミンの生合成低下が認められ，これは不注意症状の重症度と相関を

示した。Volkowら（2007）もPETによる画像解析で脳内の細胞外ドーパミン濃度の動態を検討した。その結果，ADHDでは尾状核におけるドーパミン反応が減弱し，これは不注意症状と相関していることが示された。したがってADHDでは脳内，特に皮質下領域を中心にドーパミン神経活性の低下があり，その程度が臨床症状と相関していることが明らかになった。ADHDの生物学的基盤としてドーパミン放出減少，あるいはドーパミン合成低下があるため，シナプス間隙のドーパミン濃度が慢性的に減少した状態となり，結果として後シナプスへの伝達低下が生じていると考えられる。

●覚醒システムの障害と tonic/phasic ドーパミン調節モデル

ADHDでは，覚醒システムに乱れが生じることがある。例えば，日中の覚醒度の低下は，不注意，認知機能低下，眠気などを引き起こす。またこの眠気を抑えるために，代償的に多動となることもある。逆に，過覚醒は，刺激に対して過敏となり，集中力低下や衝動性などを引き起こす。このような覚醒システムの障害は，tonic/phasic ドーパミン調節モデルとの関連が推測されている（Sikstrom & Soderlund, 2007）。

tonic/phasic ドーパミン調節モデルとは，ドーパミンの神経伝達に関する理論である。ドーパミンの神経細胞体の発火に依存して神経終末からドーパミンが放出されるシステムを phasic dopamine response と呼ぶ。これはドーパミントランスポーターによって神経終末にドーパミンが取り込まれることでその一連の活動が終息する。これとは別に，細胞外の定常レベルに存在するドーパミンが前シナプスのドーパミン自己受容体を刺激して，ドーパミンの放出に抑制をかけるシステムを tonic dopamine response と呼ぶ。ADHDではこのバランスが崩れているのではないか考えられている。日中の覚醒度低下時は，tonic dopamine response が低下し，自己受容体を介した抑制が十分働かず，相対的に phasic dopamine response が亢進している。他方，過覚醒時には，phasic dopamine response 自体が過剰になっている。tonic/phasic ドーパミン調節が失調することで，ADHDでは覚醒度の低下と過覚醒という両極どちらへでも振れやすくなり，いずれにしても多動性，衝動性，不注意といった症状を呈するようになる。

(3) Default-mode network

　これまでは前頭葉における局所の神経ネットワークと ADHD 症状の関連や，神経伝達物質であるドーパミンの機能異常について解説してきた。しかし近年，より全脳的なネットワークである Default-mode network（DMN）と ADHD の関連が注目されつつある。脳は意識的な仕事を行っているときだけ活動し，何もしない安静状態ではただ休んでいると考えられてきた。しかし，一見認知活動を何も行っていないと仮定される安静状態においても，なんらかの活動を自動的に行っている脳の部位が存在することが fMRI の研究などから明らかになった。活動中には鎮静化しており，休息時には活発に興奮する神経細胞群が脳内に存在するのである。このような働きに関連する脳の部位としては後部帯状皮質，内側前頭皮質，内側頭頂皮質，下頭頂皮質などがある。安静状態の脳内ではこれらの領域間に機能的なネットワークが形成されており，これを DMN と呼ぶ。DMN は内省や将来の出来事への準備に関与していると推定されている。ADHD を対象として fMRI を用いた DMN の研究では，安静状態の前頭－後頭部の機能的結合低下が示唆された（Castellanos et al., 2008; Uddin et al., 2008）。これが，安静状態から活動状態に移行した際に，後に続く行動面で見られる実行機能の弱さの原因となっている可能性がある。また脳波を用いた DMN 研究からは，安静から課題への移行時に DMN の脳活動が減衰されないまま次の活動に移ってしまうという報告がなされた（Helps et al., 2010）。これは ADHD において，安静状態から活動状態への切り替えに機能不全が存在するためかもしれない。

2. ADHD 治療薬

(1) 中枢神経刺激薬

　2013 年現在，本邦で使用可能な中枢神経刺激薬は長時間作用型 MPH のみである。長時間作用型 MPH は ADHD の 70 ～ 80％に有効であるといわれており，海外では成人でも治療の第一選択となっている（Kooij et al., 2010）。その薬理作用はドーパミントランスポーター（dopamine transporter, DAT）とノルアドレナリントランスポーター（norepinephrine transporter, NET）に結合して，モノアミン

の再取り込みを阻害して，シナプス間隙におけるモノアミン濃度を上昇させる。DATに対する親和性が，NETに対する親和性より10倍高いため，ドーパミン選択的作用を有する。低ドーパミン仮説の項でも述べたとおり，ADHDでは皮質下を中心としたドーパミン神経の機能低下が認められる。MPHはDATに結合することでドーパミンの再取り込みを阻害し，皮質下のドーパミン量を上昇させてADHDの臨床症状を改善している。またMPHの作用部位としては，前頭皮質・線条体・側坐核などがある。これらの部位は実行機能・報酬系に関わるところである。したがって，MPHは実行機能と報酬系の両方に直接作用しその機能を改善すると考えられる。MPHの副作用としては，投与初期からみられる食欲不振，不眠，頭痛，腹痛，チック症状の増悪，痙攣閾値の低下，易刺激性，気分変動，リバウンド現象などがある。また長期的には，依存や交感神経刺激による循環器合併症などが挙げられる。依存に関しては，MPH自体への依存とその他の物質乱用の2点について検討する必要がある。MPH自体への依存としては，MPHを静脈内投与した場合は，経口投与した場合よりも依存のリスクが大きいと言われている。その他の物質乱用に関して，Wilensら（2003）は，子どもの頃からMPHを用いた薬物療法を行うことで将来の薬物乱用リスクを減少させる可能性を示している。しかし，成人ADHDに新たにMPHを投与する場合の依存のリスクは明らかではない。成人期には併存症の頻度が増すことを考慮すると，成人期における中枢神経刺激薬の使用には慎重さが必要であろう。

　MPH以外の中枢神経刺激薬でADHDの治療薬として海外で使用されているものに，アンフェタミン（Amphetamine；AMP）がある。AMPは，1937年に米国のBradleyが多動性を示す子どもに鎮静効果を有すると報告したところから，注目されるようになった。その薬理作用は，中枢神経でのノルアドレナリンとドーパミンの放出促進と再取り込み阻害である。ADHDの中核症状に対するAMPの治療効果は，MPHと同等と考えられており，海外ではMPHと並んで成人のADHD治療薬の第一選択に挙げられている（Kooij et al., 2010）。現在，日本国内でもd-アンフェタミン（d-Amphetamine：d-AMP）の小児ADHDへの治験が行われている。

(2) ノルアドレナリン再取り込み阻害薬

　選択的ノルアドレナリン再取り込み阻害薬であるATMは，6歳以上のADHDを対象にした治療薬である。ドーパミン神経系の機能不全がADHDの病態と深く関連していることはこれまでに述べたとおりであるが，ノルアドレナリンもADHDの病態と関連が示唆されている。ノルアドレナリン系神経は，注意を必要とする課題を行う過程に関与し，感覚刺激に反応するための重要な役割を前頭前野で行っている。ATMはNETを阻害しノルアドレナリンの再取り込みを減らして，シナプス間隙のノルアドレナリン濃度を上昇させる。しかし，前頭前野ではNETに比べてDATが少ないため，ドーパミンも非特異的にNETから再取り込みされている。そのため，ATMは前頭前野でノルアドレナリンだけでなくドーパミン濃度も増加させることがわかっている。前頭前野でノルアドレナリンとドーパミンの両方に作用することがADHD症状に対して有効なのかもしれない。一方，線条体や側坐核でのドーパミン濃度にATMは影響を与えない。このことが中枢神経刺激薬と比較してATMで薬物乱用になりにくい理由の1つかもしれない。ATMはランダム化比較試験（Randomized Controlled Trial：RCT）で成人に対しても，ADHD症状を軽減しQOL（Quality of Life：QOL）を向上させることが証明されている（Durell et al., 2013）。副作用としては投与初期の嘔気，食欲低下やその後の体重減少，心拍増加，不眠などが挙げられる。また，自殺念慮，自殺企図のリスクを高める可能性があることにも注意が必要である。一方，MPHでその増悪が懸念されるチックに関しては，ATM投与ではむしろチック症状が改善したとの報告がある（Allen et al., 2005）。ADHDの約10％にチックの合併があるといわれており，チック合併のADHDではATMが良い適応となるかもしれない。

　ATMは，長時間作用型MPHと比べて，ADHDの中核症状に対する効果が若干劣ることが示唆されている（Newcorn et al., 2008）。しかしならが，Hazellら（2011）のメタ解析では，長時間作用型MPHに反応しなかった患者の43％がATM治療に反応し，ATM治療に反応しなかった患者の42％が過去に長時間作用型MPHに反応していたと報告されている。したがって，ATMとMPHは相互補完的な治療の選択肢となりえるであろう。

(3) α2ノルアドレナリン受容体作動薬

　クロニジン（clonidine）とグアンファシン（guanfacine）はα2受容体を刺激する薬剤である。その薬理作用としては青斑核からのノルアドレナリン入力の増強や前頭前野にあるノルアドレナリン神経の後シナプスα2受容体を刺激して，認知機能を改善することが期待されている（Wang et al., 2007）。クロニジンはメタ解析（Connor et al., 1999）で，チック症*（チック障害）や素行症*（素行障害）を伴うADHDに対して中等度の有効性が示唆された。しかし，無作為化プラセボ対照二重盲検比較試験（Palumbo et al., 2008）では，ADHDの中核症状に有効性が認められず，MPHとの併用群のみに有効性が確認された。副作用として，鎮静，眠気，口渇，うつ，錯乱，心電図異常がある。また急な投薬中止ではリバウンド現象（血圧上昇，神経過敏，頻脈，不安感，頭痛，チックの悪化など）が認められるため，緩やかな減薬が必要である。したがって，α2ノルアドレナリン受容体作動薬は，現在のところADHD治療の第二選択薬である。選択を考慮する場合としては，チックや素行症の併存がみられる際に，MPHと併用してその作用増強を期待する，あるいは睡眠障害を合併する際の使用などであろう。現在，日本国内で小児ADHDを対象とした治験が行われている。

3. 大人のADHD薬物治療実践

　現在，国内でADHD治療薬として認められているのは，徐放性MPH（コンサータ®）とATM（ストラテラ®）のみである。両者とも6歳以上のADHDに対して使用される。かつてMPH（リタリン®）が成人のうつ病を中心に使用され，多くの依存・乱用を引き起こしたことから，徐放性MPHを処方できるのは，精神科・小児科専門医を中心に，登録した医師のみであり，調剤できるのも特定の薬局だけである。薬の使用状況については，コンサータ錠適正流通委員会（佐藤光源会長）でモニターしている。ATMは6歳以上のADHDに使用可能であり，依存・乱用の報告はほとんどないので，一般薬に位置づけられ，医師であれば処方可能であり，薬剤師であれば調剤可能である。

(1) 徐放性 MPH

6〜17歳のADHDに対して，平成19年（2007年）12月に発売され，平成25年（2013年）に成人にも適応が拡大された18mg／27mg／36mgのカプセル状の錠剤である。依存・乱用に陥らないように工夫された剤型である。カプセルの外側にMPHが塗布してあり，初めにこれが溶けて効果をあらわす。外側が溶け終わると，カプセル内に水分が侵入し，底面の膨潤層が膨らみ，カプセルの頭部の穴からMPHが漏出して作用する。違法な使用を防止するため，カプセル内はゲル状になっている。18mgより服用を開始し，小児では54mg，成人では72mgが最高量とされている。朝1回服用すると，1.5時間過ぎより効果があり，12時間継続する。薬の効果は短時日で判明するため，効果をすぐ得たい場合に有用である。12時間を過ぎて疾患が悪化する場合，再度服用すると不眠となるため，ATMなどの服用が考慮される。副作用としては，食欲低下，不眠，頭痛などがあり，チック症状がある場合は悪化させる可能性がある。

(2) ATM

6〜17歳のADHDに対して，平成21年（2009年）6月に発売され，5mg／10mg／25mg／40mgのカプセル状の錠剤である。平成24年（2012年）夏より成人にも適応が拡大された。服用量は，小児では体重あたり0.8〜1.2mg／kg，成人では40〜120mg／日とする。小児では朝夕2回，成人では朝夕2回あるいは1日1回の服用とされ，一定の血中濃度になって効果があるとされる。服用後3〜4週間で効果がはっきりするとされ，効果がみられると24時間有効である。側坐核，線条体のドーパミンに影響を与えないため，依存・乱用への懸念は低い。副作用としては，食欲低下，消化器症状，頭痛などがある。

(3) 成人ADHDに対する薬物治療

ADHDは12歳までには，何らかの症状がみられているはずであり，成人になってから生じるとは考えられない。しかし，成人になってからその存在に気づくことはありえる。ADHDについては，マスメディアを中心に報道される回数が増加しており，自らADHDを疑って受診する場合は多い。ADHDに対する薬物治療についても，小児に比べて，自ら希望する場合が多い。ここではいくつかの例

に分けて，症例を紹介する。症例については，個人の情報保護に配慮して記述していることをお断りする（市川，2013）。

a. うすうす気づいていた場合——29歳（初診時）・男性

主　訴：勤め先で同僚や上司に言われたことをすぐに忘れてしまう。仕事にミスが多い，片づけが苦手である。落ち込んで，元気がなく，不眠が出現した。
自分はADHDではないだろうか？

診　断：本人，母親から，幼少時の話を聴く。忘れ物が多かったが，先生に叱られることはなく，友人は多かった。多動性や衝動性はなく，成績もよいため，学校では問題にならなかったと思われる。
WAIS-R（Wechsler Adult Intelligence Scale-revised，ウェクスラー成人知能検査改訂版）：FIQ98（VIQ105，PIQ88）言語性と動作性得点のバラツキは大きい。個別得点のバラツキも大きく，発達障害の可能性を示唆する。
診断基準に照らし合わせて，不注意優勢型のADHDと診断する。

経　過：本人の希望もあり，ATMを投与することとする。
ADHD治療薬（ストラテラ®）の使用開始（2週ごとに増量）：40 → 60 → 80 → 60（mg／日）
ADHD-RS（ADHD Rating Scale-IV，ADHD評価スケール）：21（不注意得点）＋3（多動・衝動性得点）→ 10＋3（60mg／日）→ 4＋0（80mg／日）
不注意項目の改善が著明である。
主観的には「集中力が高まり，自覚的に落ち着いている」「机の上がきれいになる」「仕事に取り組む態度に自信を感じている」が，同時に「食欲が低下した」ため，副作用と判断し，60mg（1日量）に戻す。

考　察：この例は，会社の上司が発達障害を知っており，本人に受診を勧めた。会社の産業保健師が発達障害のわかるクリニックを紹介して来院。本人もADHDを疑っていたため，治療を自ら求めていた。

b. まったく気づいていなかった場合——28歳（初診時）・男性

主　訴：大学院を卒業してSE（システム・エンジニア）として働いているが，忘れっぽく，集中できない。競馬に凝ってしまい，家に入れるべきお金も使い込んでしまう。妻から離婚を迫られている。最近ADHDではないか？と思い至った。

診　断：自覚的には，発達段階で困ったことはあまりなかった。母に来院してもらい，

幼少時のことを聞くと,「小学 2 年生の頃より,忘れ物が多く,集団行動が難しかった」「段取りがうまくできない」「友だちはいなかった」「皆の前で話すのは苦手であった」などのエピソードがあった。
診断基準に照らし合わせて,不注意優勢型の ADHD と診断する。

経　過：本人の希望もあり,ATM を投与する。
ADHD 治療薬(ストラテラ®)の使用開始(2 週ごとに増量)：40 → 80 → 100 (mg／日)
ADHD-RS：25 ＋ 14 → 14 ＋ 5 (80mg／日) → 6 ＋ 2 (100mg／日)
主観的には,「細かいことに気づくようになった」「頭がすっきりしてきた」「作業能率があがった」「競馬のことで,我慢できるようになった」。食欲の低下は認めず,睡眠は良眠なため,100mg (1 日量) へ増量した。
また,AQ-J (*Autism-Spectrum Quotient Japanese version*：自閉症スペクトラム指数 日本語版) の本人用を実施したところ,カットオフ点に達したため,自閉スペクトラム症*(自閉症スペクトラム障害,Autism Spectrum Disorder：ASD) との併存も疑われ,最終的に ADHD ＋ ASD ＋病的賭博と診断する。

考　察：不注意優勢型の ADHD であり,おそらく孤立型の ASD であったが,対人関係での問題は少なく,成績もよかったため,発達段階で大きな問題はなかったと思われる。離婚を求められるような競馬への浪費があったが,服薬後改善した。発達障害に基づく自己不全感,自己評価の低下があり,競馬にのめり込んでいたが,服薬により,自己不全感が多少改善して,競馬に打ち込まなくてよくなったと思われた。

c. 他の診断を受けていた場合——24 歳 (初診時)・女性
　主　訴：イライラ,不安,不眠,胸部不快感,易怒性。
初診時は不安,不眠への治療が行われたが,大きな効果はなかった。気分の変動が激しく,双極性障害とされたが,著変はなかった。その後,統合失調症,パーソナリティ障害などの診断のもと治療が行われたが著明な改善なく,6 年後に著者を受診した。
当初診断：双極性障害？
さまざまな診断のもとに,向精神薬が投与されていたが効果は乏しく,7 年後,著者を受診,不注意優勢型の ADHD の存在を確認。
バルプロ酸 (気分安定薬),ブロマゼパム (抗不安薬),ストラテラ

↓
ストラテラのみ服用

診　断：著者来院時は，スーパーマーケットの相談販売などに従事していた。自己不全感，漠然とした不安感が強かった。母は高齢で幼少時の情報は得られない。兄弟によると，変わった子どもで友だちはいなかった。本人の記憶では，挨拶ができないマイペースな子どもであった。このことは小学校の生活の記録の記述からも裏付けられた。

診断基準に照らし合わせて，不注意優勢型のADHDと診断する。

経　過：ADHD治療薬（ストラテラ®）の使用開始（2週ごとに増量）：20 → 40 → 60 → 105（mg／日）

ADHD-RS：25＋8（服用前）→ 18＋6（60mg／日）→ 10＋3（105mg／日）

副作用の訴えなし

主観的には，「時間を守れる」「積極的に取り組める」「家庭を大切にする」。

客観的には，「清潔感が向上」。

AQ-J：34（35以上でPDDの可能性が高い）

ADHD＋ASDと診断する。

考　察：発達障害が幼少時から存在しており，気づかないまま社会・家庭生活に入り，自己不全感，自己有能感の低下が生じた。さらに置かれる環境や対応が厳しい状況が続き，二次的症状を呈して医療機関を受診したが，「根底にある発達障害の存在に気づかなかった」と判断された。

　3例を通じて，ADHDによると思われる症状の改善に努めた結果，自己不全感，劣等感が改善されたと判断された。二次的に生じた自己有能感の低下が改善されたことにより，社会的取り組みに積極的になっている。服薬による副作用については，食欲低下，消化器症状，不眠，頭痛などがみられた。

　成人になって来院した例は，不注意の目立つ例が多く，同時にASDの診断をつけられるものが多かった。二次的症状を呈する例の中には，他の診断を受けていたものもある。さらに症例を重ねる必要があるが，自己不全感を持つ例や他の診断を受けている例の中に，根底にADHD的要素を持つ患者の存在を考慮することは意味がありそうである。二次的な症状ばかりに目を向けず，根底にある自己不全感，自己評価の低さを改善することが必要になると思われた。ADHD治

療薬の服用は自己不全感や自己評価の低さを改善するきっかけを与える可能性がある。一方で，ADHDの存在を確認しないでADHD治療薬を投与するのは，厳に慎むべきである。

参考文献

Allen, A. J., Kurlan, R. M., Gilbert, D. L., Coffey, B. J., Linder, S. L., Lewis, D. W., Winner, P. K., Dunn, D. W., Dure, L. S., Sallee, F. R., Milton, D. R., Mintz, M. I., Ricardi, R. K., Erenberg, G., Layton, L. L., Feldman, P. D., Kelsey, D. K., & Spencer, T. J. 2005 Atomoxetine treatment in children and adolescents with ADHD and comorbid tic disorders. *Neurology*; 65 (12): 1941-1949.

Castellanos, F. X., Margulies, D. S., Kelly, C., Uddin, L. Q., Ghaffari, M., Kirsch, A., Shaw, D., Shehzad, Z., Di Martino, A., Biswal, B., Sonuga-Barke, E. J., Rotrosen, J., Adler, L. A., & Milham, M. P. 2008 Cingulate-precuneus interactions: A new locus of dysfunction in adult attention-deficit/hyperactivity disorder. *Biological Psychiatry*; 63 (3): 332-337.

Connor, D. F., Fletcher, K. E., & Swanson, J. M. 1999 A meta-analysis of clonidine for symptoms of attention-deficit hyperactivity disorder. *Journal of American Academy of Child and Adolescent Psychiatry*; 38 (12): 1551-1559.

Durell, T. M., Adler, L. A., Williams, D. W., Deldar, A., McGough, J. J., Glaser, P. E., Rubin, R. L., Pigott, T. A., Sarkis, E. H., & Fox, B. K. 2013 Atomoxetine treatment of attention-deficit/hyperactivity disorder in young adults with assessment of functional outcomes: A randomized, double-blind, placebo-controlled clinical trial. *Journal of Clinical Psychopharmacology*; 33 (1): 45-54.

Forssberg, H., Fernell, E., Waters, S., Waters, N., & Tedroff, J. 2006 Altered pattern of brain dopamine synthesis in male adolescents with attention deficit hyperactivity disorder. *Behavioral and Brain Functions*; 2: 40.

Hazell, P. L., Kohn, M. R., Dickson, R., Walton, R. J., Granger, R. E., & Wyk, G. W. 2011 Core ADHD symptom improvement with atomoxetine versus methylphenidate: A direct comparison meta-analysis. *Journal of Attention Disorders*; 15 (8): 674-683.

Helps, S. K., Broyd, S. J., James, C. J., Karl, A., Chen, W., & Sonuga-Barke, E. J. 2010 Altered spontaneous low frequency brain activity in attention deficit/hyperactivity disorder. *Brain Research*; 1322: 134-143.

市川宏伸 2013 おとなのADHD臨床の動向．精神科治療学，28：133-137．

Kooij, S. J., Bejerot, S., Blackwell, A., Caci, H., Casas-Brugue, M., Carpentier, P. J., Edvinsson, D., Fayyad, J., Foeken, K., Fitzgerald, M., Gaillac, V., Ginsberg, Y., Henry, C., Krause, J., Lensing, M. B., Manor, I., Niederhofer, H., Nunes-Filipe, C., Ohlmeier, M. D., Oswald, P., Pallanti, S., Pehlivanidis, A., Ramos-Quiroga, J. A., Rastam, M., Ryffel-Rawak, D., Stes, S., & Asherson, P. 2010 European consensus statement on diagnosis and treatment of adult ADHD: The European Network Adult ADHD. *BMC Psychiatry*; 10: 67.

Newcorn, J. H., Kratochvil, C. J., Allen, A. J., Casat, C. D., Ruff, D. D., Moore, R. J., & Michelson, D. 2008 Atomoxetine and osmotically released methylphenidate for the treatment of attention deficit hyperactivity disorder: Acute comparison and differential response. *American Journal of Psychiatry*; 165 (6): 721-730.

Palumbo, D. R., Sallee, F. R., Pelham, W. E. Jr., Bukstein, O. G., Daviss, W. B., & McDermott, M. P. 2008 Clonidine for attention-deficit/hyperactivity disorder: I. Efficacy and tolerability outcomes. *Journal of American Academy of Child and Adolescent Psychiatry*; 47 (2): 180-188.

Sikstrom, S., & Soderlund, G. 2007 Stimulus-dependent dopamine release in attention-deficit/hyperactivity disorder. *Psychological Review*; 114 (4): 1047-1075.

Stahl, S. M., ed. 2008 Attention deficit hyperactivity disorder and its treatment. *Stahl's essential psychopharmacology, Third Edition.* Cambridge university press: NY.

Uddin, L. Q., Kelly., A. M. Biswal., B. B. Margulies, D. S., Shehzad, Z., Shaw, D., Ghaffari, M., Rotrosen, J., Adler, L. A., Castellanos, F. X., & Milham, M. P. 2008 Network homogeneity reveals decreased integrity of default-mode network in ADHD. *Journal of Neuroscience Methods*; 169 (1): 249-254.

Volkow, N. D., Wang, G. J., Newcorn, J., Telang, F., Solanto, M. V., Fowler, J. S., Logan, J., Ma, Y., Schulz, K., Pradhan, K., Wong, C., & Swanson, J. M. 2007 Depressed dopamine activity in caudate and preliminary evidence of limbic involvement in adults with attention-deficit/hyperactivity disorder. *Archives of General Psychiatry*; 64 (8): 932-940.

Wang, M., Ramos, B. P., Paspalas, C. D., Shu, Y., Simen, A., Duque, A., Vijayraghavan, S., Brennan, A., Dudley, A., Nou, E., Mazer, J. A., McCormick, D. A., & Arnsten, A. F. 2007 Alpha2A-adrenoceptors strengthen working memory networks by inhibiting cAMP-HCN channel signaling in prefrontal cortex. *Cell*; 129 (2): 397-410.

Wilens, T. E., Faraone, S. V., Biederman, J., & Gunawardene. S. 2003 Does stimulant therapy of attention-deficit/hyperactivity disorder beget later substance abuse? A meta-analytic review of the literature. *Pediatrics*; 111 (1): 179-85.

第7章

大人のADHDの心理療法・行動療法

金澤潤一郎
Junichiro Kanazawa

1. 大人のADHDの心理療法・行動療法の概要とその目標

(1) 大人のADHDの心理療法に関するエビデンスと治療の位置づけ

　大人のADHD（注意欠如・多動症*［注意欠如・多動性障害］Attention-Deficit/Hyperactivity Disorder）に関しては，中枢神経刺激薬を中心とした薬物療法が治療ガイドラインで第一選択肢となっているが，2000年以降，薬物療法に加えて心理療法を行うことで治療効果が高まることが実証されてきている（例えば，Safren et al., 2010）。日常生活を支える対処法の習得や，併存する抑うつ症状や不安症状を自己管理することなど，日常生活上の問題の改善を促進することを目的として，認知行動療法などの心理療法を付加することが欧米の治療ガイドラインで推奨されており（Nutt et al., 2007），近年，有用な治療選択肢として注目されている。

　ADHDに対する治療薬を未服薬である大人のADHD患者に対して認知行動療法を行った研究も実施されてはじめており（例えば，Kanazawa & Sakano, 2012; Weiss et al., 2012），特にADHD症状や精神科的併存症（大うつ病性障害や不安症*［不安障害］）が重篤ではない成人患者に対しては，薬物療法を行わずに心

---

* 『DSM-5 精神疾患の診断・統計マニュアル』（日本精神神経学会［日本語版用語監修］，髙橋三郎・大野裕［監訳］，医学書院，2014）による。

理療法を第一に行うことも治療選択肢となる可能性がある。

わが国では，児童期のADHDでは「GAF値61以上（軽度の機能障害）では基本的に心理社会的治療・支援，GAF値51〜60（中程度の機能障害）では薬物療法の追加を検討する」と治療ガイドラインで明記されている（齊藤・渡部，2008）。また，DSM-5（*Diagnostic and Statistical Manual of Mental Disorders, 5th edition*）でもADHDを診断する際には重症度を特定することとなっており，患者のADHD症状の重症度や併存症，さらには機能障害の程度を考慮して，認知行動療法を中心とした心理療法を薬物療法に付加する，もしくは心理療法単独で行うことが治療選択肢となる。

(2) 大人のADHDに対する心理療法の目標

大人のADHD患者は幼少期からの失敗経験が積み重なり，気分障害（38.3%），不安症（47.1%）と高確率で併存するなど，ADHDをもたない者よりもさまざまな精神科的併存疾患を患う確率が高い（Kessler et al., 2006）。さらにDSM-Ⅳ-TRの「特定不能のADHD」のように，ADHD症状が診断基準を完全に満たすほど重度でなくとも機能障害を生じている者が思春期や成人期では多く存在することから（Able et al., 2007），DSM-5では17歳以上のADHD患者について，児童期のADHDよりも診断基準に合致する症状が少なくとも（不注意症状，多動性−衝動性症状の各9項目中5項目），ADHDと診断することが可能となっている。さらに，通常6カ月以上ADHD症状が存在することが必要であるが，6カ月未満でもADHD症状が認められると部分寛解として記載することとなっている。このように，特に成人では，ADHD症状自体よりもADHD症状によって機能障害（生活上の問題）が生じることに重点が置かれてきており，支援を考える際には，生活をどのように改善するか，あるいは現在の生活と目指す生活のギャップをどのようにして埋めるかという観点が必要となる。

まとめると，大人のADHD支援の目標は，短期的にはADHD症状や併存する不安症状や抑うつ症状の低減であるが，長期的には症状の改善を含めた生活上の困難さを可能な限り緩和すること，あるいは患者の潜在能力を最大限発揮できるように補助することである（Weiss et al., 2008）。言い換えれば，大人のADHD患者は神経生物学的なADHD症状自体に困難さを感じているのではなく，ADHD

症状を抱えながら，与えられている環境の中で生活することに困難さを抱えている。したがって，ADHD 症状をもちながらもいかに生活していくか，生まれもった特性を抱えながら，いかに生活上の困り感を減らすかが心理療法の長期的な目標となる。

2. 大人の ADHD に対する心理療法の実際

(1) 大人の ADHD に対する心理療法の支援の考え方

　大人の ADHD に対する心理療法を行う際には，発達障害（自閉スペクトラム症*［自閉症スペクトラム障害］や学習障害なども含む）に関する理解，併存することが多い精神疾患やその心理療法について熟知していること，そして支援者とは異なる神経心理学的特性や人生経験をもつ患者に共感的に関わり続けることなど，一般的な心理療法における臨床的姿勢に加えて，以下のような点に配慮して臨床を行うことが必要となる。

a. 生活の障害と自己理解

　ADHD は神経心理学的障害であるが，心理療法を実施する際には，大人のADHD は慢性疾患であること，そして生活の障害であることを念頭に置く必要がある。したがって，ADHD 症状だけでなく，自らの特徴を明確に把握すること，さらに与えられている環境（職場，家庭，友人関係など），もしくはこれから進もうとする環境について理解することも大切である。さらに，これまでの問題がどのように起きてきたか，患者の短所についての自己理解を深めることは特に大人の ADHD 臨床では重要であるが，一方でしっかりと患者の長所を支援者と患者ともに把握することも，これからより適応的な生活を目指すために同様に重要となる。

　ADHD 診断の補助として知能検査を実施することが多い。通常，検査結果は患者に一度説明することで結果の説明という点では十分であるが，特に成人患者の場合，結果を細かく説明することで，知能検査を自己理解を深める重要なツールとして活用する。さらに，ADHD 患者は自らが納得しなければ自発的に行動

を起こすのが難しい場合も多いことから，検査結果を丁寧に説明することは心理療法の効果を高める役割も果たす。それだけでなく，これまでの失敗経験や心理療法を続ける中で新たに生じる出来事への患者の反応，行動，態度について，知能検査の結果を含めて繰り返し説明することで，少しずつ患者の自己理解が深まり，生活の障害がどのような循環の中で起きているのかを理解し，さらに自ら解決法を考える契機となる。

　心理療法の終結は，他の精神疾患に対するアプローチとやや異なる。ADHDは完治・治癒するものではないため，生活上の問題を完全に消失させるというよりも，問題を抱えながらも本人なりの解決法や対処法を考え，本人なりにより良い生活を送ることが治療の目標となる。したがって，心理療法の終結後には，患者自らがADHD症状を抱えながら生活を営んでいくことができなければならず，最低限のセルフ・コントロールができる力を身につけ，患者が「自分自身の専門家」のように自分と問題を切り離してとらえ，客観的に問題解決を図ることができるようになる必要がある。そのためには，現在抱える問題がある程度消失した際に，数カ月ごとのブースターセッション（生活が改善しつつあることによって心理療法をいったん終結するが，その後も定期的に面接を行い，面接で学んだことを反復することでさらなる精緻化を目指すこと）を行い，次のセッションまでの期間に成功経験と失敗経験を積み重ねることが重要である。そしてブースターセッションの際に，治療者と共に成功した要因や失敗した要因を振り返り，またそれらについての機能分析などを通じて，本人なりの成功や失敗の過程を理解する経験を積み重ねる。その際，成功や失敗にとらわれることなく，うまくいきやすい条件や問題となりやすい条件など，さまざまな情報を得ることが目的であると強調することで，患者が結果にとらわれることを防ぎ，プロセスに焦点を当てることができる。

b．プロセスへの焦点化

　大人のADHD患者は幼少期からADHD症状や併存症から派生する問題によって多くの失敗経験を重ねており，失敗に対して過敏であることが多い。しかし，大人のADHD臨床の目標は生活の改善であって，失敗しないこと，あるいは問題を抱えないことではない。さらに，支援が奏功し，成功することで新たな困難さや心理的な負荷（再就職，昇進，社会参加の増加）が生じる。したがって，成

功しても失敗しても，心理的負担を感じることを回避することはできない。また，結果には自分がコントロールできる要因だけでなく，その他の多くの要因が影響を及ぼす。そのため，大人のADHD臨床では「失敗」に対する認知（考え方や態度）を柔軟にしておく必要がある。つまり「失敗しない」，あるいは「成功しなくてはいけない」という結果についての評価ではなく，患者が置かれた状況の中でいかに適切なプロセスを見いだして，そのプロセスを実行しようとする行動や態度を促進するかが支援者の役割である。

　結果にとらわれず，適切なプロセスを実行することに焦点を当て続けることで，「私はまた先延ばししようとしている」など，患者は自らの行動がどのような役割を果たしているか（行動の機能）を客観的に自覚していく。このような経験を積み重ねることで，次第に，失敗や問題が起きそうな状況が将来的に生じたとしても，不安にとらわれることなく，「この苦手な状況には，どうやって対処していけばいいだろう」と考えることが可能になり，思考や感情にとらわれず，自分の価値に沿った行動を継続して行うことができるようになる。その積み重ねが生活障害の改善へとつながる。

c. ラポールと動機づけ

　ADHDだけでなく，発達障害をもつ成人クライエントに心理療法を行う際には，患者の感情的交流様式に調整することが難しい場合もある。それを調整することができない，もしくは調整する意図がない場合，その対人関係（心理療法の場での患者とカウンセラーの関係）が破綻する。大人のADHD患者は，すでに複数の施設で支援者との対人関係を維持することができない場合も少なくなく，心理療法を効果的に実施する際には，第一に患者との感情的交流様式に留意しなくてはならない。特に，インテーク面接や面接初期にいかに良好な関係性を築き，心理療法へのモチベーションを高めるかに留意するとともに，以下のような工夫は，ラポールや動機づけを高める点でも心理療法の効果を高める点でも有用である。

　大人のADHD患者は短期的聴覚記憶が苦手な人や，話をしている最中にその他のことを考えている人も多くいるため，口頭のみによるカウンセリングの進行は共通理解を妨げる恐れがある。適切な情報処理様式を用いず，共通理解が図ら

れないことによって，カウンセリングへの動機づけが低下し，ドロップアウトにつながる危険性もある。そこで，患者がひとしきり困難さについて話をしたところで，支援者が話を簡潔にまとめながら，内容をできる限り図示して共有理解を深める。図示しながらまとめることは，注意を集中させ，客観的に自らの困難さを眺めることにもつながり，セルフ・モニタリング能力を十分に発揮することができる。あわせて，認知行動療法や行動療法の理論も活用しながら整理することを繰り返すことによって，クライエントはこれまでの失敗や問題がどのように起きていたかを把握し，今後の生活に活かすことができるようになる。

　大人のADHD患者はアイデアが豊富で，好きなことは自ら発想豊かに考え，そして積極的に行動に移す。そのため，ある程度の枠をもって指示が必要な場面もあるが，支援者は患者の困難さを患者にとって理解しやすいように整理することが重要な役割となる。自ら能動的に心理療法に関わっていくことは，特にADHDをもつ成人にとっては動機づけが高まる要因となる。つまり，支援者にとっては「あるときは患者よりも前に出て指示し，あるときは一歩下がって患者の自発的な行動を促す」関わりが求められる。そうすることが大人のADHD患者の長所である発想力や行動力を引き出すことにもつながる。

d. 3種類の工夫：自己管理，環境調整，他者からのサポート

　大人のADHDの心理療法では，必要に応じて職場や家庭で活用できる対処法を学ぶ必要性がある場合が多い。その際，まず患者がすでに活用している対処法を確認し，対処法が不足しているのか，または対処法を有効に活用できていないのかの判断を話し合っていく。対処法は自己管理（課題を手帳などに書き出す，カレンダーに予定を書き込むなど），環境調整（集中できる静かな場所をみつけるなど），他者からのサポート（他人にやるべきことを促してもらう，特性を理解して協力してくれる友人をつくるなど）の3種類に大別される。患者はすでに自分なりの対処法を試みているが，多くの場合，特定の対処法に偏っている。患者の話を聞きながら，自己管理，環境調整，他者からのサポートの3種類のどれに当てはまるかを紙面に書き出していくと，患者は自分の対処法が偏っていたことに気づき，自ら今まで行ってこなかったタイプの工夫を見いだしていくことが多い。

(2) 心理療法において有用な理論

a. 大人のADHDに対する認知行動療法

認知行動療法とは「個人の行動と認知の問題に焦点を当て，そこに含まれる行動上の問題，認知（考え方やイメージ）の問題，感情や情緒の問題，身体の問題，そして動機づけの問題を合理的に解決するために計画された構造化された治療法であり，自己理解に基づく問題解決と，セルフ・コントロールに向けた教授学習である」と定義される（坂野，1995）。認知行動療法の基本的発想は，患者の個人内要因として気分や情緒，行動，思考，身体という要素があり，個人外要因として環境要因が想定され，それぞれ相互に影響を与え合っているが，そこに何らかの刺激や情報（出来事）が，「認知」というフィルターを通過して（解釈されて）入力されるというものである。成人期のADHDでは，この基本的発想を基に，特に幼少期から成人期に至るまでの長い間の出来事や経験（多くは否定的ではあるが）を考慮して患者の状態や状況を把握することが有益である。

認知行動療法は疾患特有の問題や症状の維持モデルが実証されているが，成人のADHDに特化した認知行動モデル（Safren et al., 2004；図7-1）も考案されている。成人のADHDの認知行動モデルでは，神経生物学的なADHD主症状が直接的に機能障害（日常生活の支障度）に悪影響を及ぼすのではなく，さまざまな行

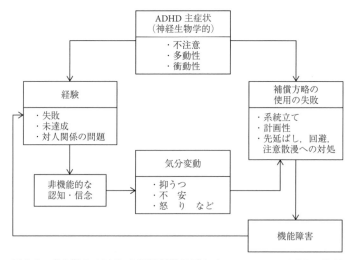

図7-1　成人期のADHDの認知行動モデル（Safren et al., 2004をもとに作成）

動的対処法である補償方略を有効に活用できないために機能障害が起きるという経路が1つある。もう一方の経路では，ADHD主症状によって幼少期から失敗経験を繰り返すために非機能的な認知・信念を抱えやすくなり，その結果として抑うつ，不安，怒りなどの否定的な気分状態に陥りやすくなる。そのために補償方略をうまく活用できなり，結果として機能障害が悪化すると説明される。そして2つの経路が相まって一旦日常生活が悪化すると，それ自体が失敗経験となって悪循環を形成するというモデルである。したがって，ADHD主症状は薬物療法で抑制しながら，精神療法では個人に適した補償方略を身につけて習慣化すること，あるいは非機能的な認知や信念を柔軟にすることによる気分変動の改善を通じて機能障害の緩和を図る。

この認知行動モデルの特徴はADHD症状のみを治療ターゲットにするのではなく，ADHD症状が日常生活に悪影響を与えないようにすること，またADHD症状を抱えながらいかに生活を改善するかに焦点を当てていることが特徴である。心理教育で患者に図示して説明をしながら患者の問題について話し合うことは，心理療法における治療目標を共有する，あるいは患者の自己理解を促す上でも有用である。

b. 機能分析

機能分析とは「患者の訴えるさまざまな問題や症状を理解するにあたって，単に問題や症状そのものだけではなく，それらを引き起こしたきっかけがなんであるかを考え（先行条件），どのような変化が生まれ（問題や症状：反応），そしてそうした問題や症状が生じた結果，患者がどのような結果を手に入れているか（結果）という三者の関連性を明らかにすること」である（坂野，2005）。患者が機能分析の視点を最低限身に着けることは，最終的にセルフ・コントロールできるようになるためにも重要となる。機能分析を患者と共に話し合って，問題や症状を維持させている維持要因を明らかにすることで治療戦略を立てる材料とすることもできる（図7-2）。

大人のADHDに対する支援では，このような認知行動療法や機能分析についての基本的発想を患者と共同して繰り返し話し合い，多くの場合では患者が話したことを支援者が図7-2を簡略化したものを図示して整理することによって，患

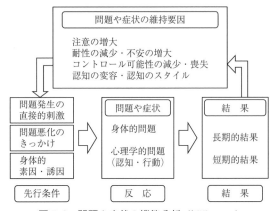

図7-2 問題や症状の機能分析（坂野，2005）

者が問題や症状を客観視することができる。その結果，自己理解が深まるとともに，セルフ・コントロール能力を高めることにもつながる。ここでは，支援者が一方的に正解を教えるのではなく，患者の気づきを促進するような関わりを続け，患者が自ら気づくこと，あるいは自ら考えることを強化していくことが重要な役割となる。

　大人のADHD患者は人生のなかで多くの失敗経験を繰り返しているため，これまでの失敗の機能分析を行い，ADHD症状が顕在化する条件を明確化することや，失敗もいつか終わっていることを再認識すること，どのようにしてこれまでの失敗が終わったかを確認することは，患者のレジリエンスを高め，ADHDや失敗に対する認知を揺さぶることにもつながる。

3. タイプ別の支援法

　ここでは CAARS™（*Conners' Adult ADHD Rating Scales*）や CAADID™（*Conners' Adult ADHD Diagnostic Interview for DSM-IV*™）などの大人のADHD症状評価を行ったうえで，ADHDのサブタイプに応じた心理療法について論ずる。紹介する事例は，個人が特定されないよう，複数の事例を組み合わせていることをおことわりしておく。心理療法に関する詳しい治療構成要素は Safren ら（2005），診断か

ら心理療法に至る過程や事例については Ramsay & Rostain（2008）の翻訳本を参照願いたい。

(1) 併存する気分障害や不安障害によって受診したが，根本に未診断の不注意優勢型 ADHD がある場合

30代後半・女性

　抑うつ症状を主訴として訴えたが，精神科病院で「ADHD 疑い」と伝えられ，大学のカウンセリング・センターを紹介された。問題歴として，小学校や中学校の間は忘れ物や授業中に「ボーっとする」などの不注意症状は認められたが，離席や対人関係のトラブルなど多動性-衝動性症状はほとんど認められなかった。高校では忘れ物が増え，宿題や課題が多くなるにつれて優先順位をつけることやスケジュールを管理することが難しくなってきたが，知的能力が比較的高いこと（診断時，WAIS-Ⅲ [*Wechsler Adult Intelligence Scale-Third Edition*] の FIQ = 115）に加え，本人の学業面での努力や友人・家族・教師の助けもあって学業成績は比較的良好であった。しかし大学の高等学年になり，卒業論文や実習など，より高度な自己マネージメント力が必要となると成績を保てなくなった。自尊心の低下に伴う抑うつ症状に悩まされながらも何とか大学を卒業し，卒業後まもなく結婚，出産。自らの生活の管理だけでも精一杯にもかかわらず，夫（未診断だが ADHD 傾向が強い）の生活管理に家事と子どもの育児（顕著な多動性が認められる）も重なり，主にスケジュール管理の困難さと抑うつ症状を訴え受診した。

　この女性のケースは併存症状が比較的少ない，不注意優勢型 ADHD 患者ともいえるだろう。ADHD 症状（優先順位の判断ミス，先延ばし，スケジュール管理の苦手さ）が他人には怠け，無責任などとみえてしまい，主に仕事上（家事）の問題を呈する場合が多い。多動性-衝動性症状よりも不注意症状の方が日常生活に悪影響を及ぼすため（Stavro et al., 2007），多動性-衝動性症状がほとんどなく，不注意症状のみが認められ，なおかつそれほど重度ではない場合であっても，精神的併存症や生活障害の点では注意が必要となる。

　周囲からすれば，児童期から学業成績は良好であったにもかかわらず，成人するにつれて「一気に生活が難しくなった」とみえるかもしれないが，本人としては「ずっと頑張ってきたが，ついに支えきれなくなった。私は何と無力で愚かな

んだ」と自尊心が低い場合が多い。この女性のように専業主婦や就労しながら家事と育児に従事している女性は，自分自身のために費やす時間を確保することが難しい。その「心の疲労」も頭の整理（スケジュール管理や優先順位をつけること）を阻害していることが多い。

　抑うつ症状や不安症状，睡眠の問題などの併存障害が中程度以上の場合には，向精神薬も併用して治療することが効果的であろうが，この女性のケースでは，傾聴しながら，支援のポイントを不注意症状が生活に与える悪影響に限局した心理療法を実施するだけでも効果がみられた。

　先延ばしや，8割方課題を終わらせると他のことに興味の対象が移ってしまい優先順位がつけられなくなる疑似成功感をもつ患者には，個人に適した「やることリスト」を作ること，「やることリスト」を活用して視覚的に優先順位つけを行うことなど，補償方略（日常生活上の行動的対処法）に特化した関わりを中心とすることが重要である。この女性の場合，薬物療法は実施せず，平日用と週末用の「やることリスト」を作成し，紙に書き出すことで視覚化して優先順位（A「最優先」，B「AとCの中間」，C「必要ないが覚えておくこと」の評価をする）をつける練習を行った。さらに無理のない範囲で，本人のための時間である「セルフ・ケアの時間（30分間，喫茶店で紅茶を飲む）」を設けてもらい，頭と心の整理を促進してもらうこととした。

　学童期に有能であった人に多いかもしれないが，自分が抱えることができる能力を超えて，仕事や余暇活動を抱えすぎてしまって重要な課題を完遂することができなくなる患者には，これらの補償方略の中でもスケジュール管理など，「自己管理」にタイプ分けされる補償方略の習得が特に有効な手段となる。

　これらの点を丁寧に取り扱うことでセルフ・モニタリング能力が高まり，「悪かったのは自分ではなく，やり方（取り組み方）だったのだ」と自覚することで，併存する軽度の抑うつ症状や不安症状の改善を図るとともに，生活機能の改善が期待できる。

(2) 混合型ADHDで怒りなど対人関係上の困難さがある患者の場合

　DSM-5で併存診断が可能となった自閉スペクトラム症（Autism Spectrum Disorder：ASD）が併存する場合，あるいはASD傾向が強い場合も考えられる。

特に面接初期で支援者に敵意が向くことや，これまでに支援を受けていた専門家との関係がこじれている場合も多い。以下に簡単に事例を挙げる。

40代・男性
　主訴は他人とすぐに口論になること，それが原因で退職を繰り返していたことであった。学童期から知的な能力には問題がなかったが，友人関係，教師や両親との関係が不良であった。授業中は落ち着きがなく，「退屈」と言って授業をほとんど聞いていなかった。しかし，勉学自体は嫌いではなく，家庭学習では教科書を中心に自ら勉学に励んでいたため，成績は並程度を維持していた。植物に関することが大好きで，学校が終わると図鑑など専門書を読むことが多く，友人と遊んだとしても自己中心的な態度を指摘されるためにあまり長続きすることはなかった。大学は，恋人に学業の面でも対人関係の面でも支えてもらいながら卒業した。卒業後はアルバイトの延長で料理人となった。黙々と料理をするのは好きで得意だが，自分のペースを乱されることが好きではないために店長と決別。その後，30代で独立して店長兼シェフとなる。しかし，接客が苦手なことや，アルバイトとの関係もうまくいかず，しばらくして閉店した。その後は，いくつかの会社で主に営業職として従事するが，顧客や上司と「そりが合わず」に退職した。本人も退職を繰り返すことで抑うつ状態となり，妻や小学生の長男にも強い口調で怒りを表出してしまうことで悩んで受診。「ADHD混合型と自閉スペクトラム症傾向」と診断され，これまで医師による短時間の面談は行っていたが，「患者が医師の指示に従わない」ということで，心理士に紹介されてきた。薬物療法としては睡眠導入剤と少量の抗精神病薬を処方されていた。

　心理士との初回面談では堰(せき)を切ったように40分以上，本人の困り感や，自分が思う問題点について話し続けた。心理士はできる限り「自分が話したいことを話したい」という患者の態度を強化しつつ，ある意味で患者主体のペースで面接を進めながら，ゆったりと情報収集を行った。このような場合，支援者が指示的な関わりをしてもうまくいかない場合が多く，患者中心のペースの中で，学んでほしい要素（例えば，セルフ・モニタリング，機能分析，優先順位のつけ方，感情表出の仕方など）をいかに学習してもらうかが大切である。
　この患者の場合，これまでの対人関係の問題について機能分析や損益分析を行いながら，心理士がそれらを紙に書き出してまとめていった。患者の話したこと

をある程度まとめて示してみせると，患者自身で「つまり，私は○○すればよいかもしれないですね」など，解決策を自発的に見いだしていった。患者の提案に対し，ときには修正やアドバイスも行いながらではあったが，患者と心理士が協働して患者の抱える問題に取り組む関わり（協働的実証主義）を継続することが，この患者との面談で心理士が最も注意を払った点であった。

　心理士の勧めもあり，この患者は発達障害をもつ者が集まる当事者会に積極的に参加するようになった。その場でも，大小の対人関係の問題が起きてくるため，その機会を活用して心理面接を進めた。つまり，当事者会で起きた出来事と，患者自身がその後その点に関して考えたことを面接で語ってもらい，それについて認知的再構成法，問題解決療法など認知行動療法の技法を取り入れながら，患者と心理士と協働で臨床心理学的観点から出来事をどうとらえ直し，今後にどう活かすのかを話し合っていった。この方法であれば，「支援者（心理士）から何か正解を教わった」という感覚にはなりにくく，患者が自発的に自らの問題に取り組みやすくなる。このような取り組みを重ねる中で，面接当初に感じていた「他人は私を見下している」「他人が犯したミスは予測して予防するべきだ」のような怒りに関連した考え方（認知）に気づき，次第にそれらの考えにとらわれないようになり，最終的にはどのような状況で怒りが起きやすいかを予測し，自ら対処できるようになっていった。

　ADHDに自閉スペクトラム症との併存がある場合（あるいは併存が疑われる場合），特に口頭による心理療法だけでは効果が薄くなる傾向が強い。むしろ，支援者が強調したいことや患者に学んでほしいことを体験してもらうこと，あるいは患者が体験した出来事を支援者が学んでほしいポイントに焦点化して話し合っていくことなど，ある意味での受け身（機会応用型）の心理療法に重点を置いたほうが奏功しやすい。このケースのように，患者が患者会やデイケアなどで自らの体験を語ったり，他人の体験を聞いたりする機会がある場合，そこで起きたことや患者が感じたことを心理療法の中で改めて語ってもらい，支援者と共に整理することも効果的である。

　また，この患者のように共同生活する者がいる場合，家庭や職場など周囲との人間関係も大切になってくるため，患者がどのように変わるとよいかという観点よりも，本人の特性は大きく変わらなくてもよいが，他者（家庭や職場の人間関

係）や状況とどのように折り合っていくかを患者と家族が支援者と共に話し合っていくことで，患者を否定することなく，周囲の者も含めた包括的なより良い生活を目指す視点を育むことが可能となる場合も多い。

参考文献

Able, S. L., Johnston, J. A., Adler, L. A., & Swindle, R. W. 2007 Functional and psychosocial impairment in adults with undiagnosed ADHD. *Psychological Medicine*; 37: 97-107.

Kanazawa, J. & Sakano, Y. 2012 *CBT for adult ADHD without methylphenidate: One month follow-up*. Poster session presented at the 1st Asian Congress on ADHD, Seoul.

Kessler, R. C., Adler, L., Barkley, R., Biederman, J., Conners, C., Delmer, O., Faraone, S., Greenhill, L., Howes, M., Secnik, K., Spencer, T., Ustun, T., Walters, E., & Zaslavsky, A. 2006 The prevalence and correlates of adult ADHD in the United States: Results from the National Comorbidity Survey Replication. *American Journal of Psychiatry*; 163（4）: 716-723.

Nutt, D. J., Fone, K., Asherson, P., et al. 2007 Evidence-based guidelines for management of attention-deficit/hyperactivity disorder in adolescents in transition to adult services and in adults: Recommendations from the British Association for Psychopharmacology. *Journal of Psychopharmacology*; 21: 10-41.

Ramsay, R. & Rostain, A. 2008 *Cognitive-Behavioral Therapy for Adult ADHD: An integrative psychosocial and medical approach*. Routledge; NY.［武田俊信・坂野雄二（監訳），武田俊信・金澤潤一郎（翻訳） 2012 成人のADHDに対する認知行動療法．金剛出版．］

Safren, S. A., Perlman, C. A., Sprich, S., & Otto, M. W. 2005 *Mastering your adult ADHD: A cognitive behavioral treatment program: Therapist guide*. Oxford University Press; NY.［坂野雄二（監訳） 2011 大人のADHDの認知行動療法――セラピストガイド．日本評論社．］

Safren, S. A., Sprich, S., Chulvick, S., et al. 2004 Psychosocial treatments for adults with attention-deficit/hyperactivity disorder. *Psychiatric Clinics of North America*; 27: 349-360.

Safren, S. A., Sprich, S., Mimiaga, M. J., et al. 2010 Cognitive behavioral therapy vs relaxation with educational support for medication-treated adults with ADHD and persistent symptoms. *Journal of the American Medical Association*; 304: 875-880.

齊藤万比古・渡部京太（編集） 2008 注意欠如・多動性障害――ADHD――の診断・治療ガイドライン第3版．じほう．

坂野雄二 1995 認知行動療法．日本評論社．

坂野雄二 2005 認知行動療法の基本的発想を学ぶ．こころの科学，121：26-30.

Stavro, G. M., Ettenhofer, M. L., & Nigg, J. T. 2007 Executive functions and adaptive functioning in young adult attention-deficit/hyperactivity disorder. *Journal of the International Neuropsychological Society*; 13: 324-334.

Weiss, M., Murray, C., Wasdell, M., Greenfield, B., Giles, L., & Hechtman, L. 2012 A randomized controlled trial of CBT therapy for adults with ADHD with and without medication. *BMC Psychiatry*; 12: 30.

Weiss, M., Safren. S. A., Solanto, M. V., Hechtman, L., Rostain, A. L., Ramsay, J. R., & Murray, C.

2008 Research forum on psychological treatment of adults with ADHD. *Journal of Attention Disorders*; 11: 642-651.

II

アセスメントの実際

◆ 第 **8** 章 ◆

ADHD のアセスメントについて

大西将史・中村和彦
Masafumi Ohnishi & Kazuhiko Nakamura

はじめに

　欧米では成人期の注意欠如・多動症*（注意欠如・多動性障害，Attention-Deficit / Hyperactivity Disorder：ADHD）についての認知度が高く，多くの研究が蓄積されている。近年では，大人の ADHD をテーマとした著作も相次いで発表されている。さらに今回の DSM-5（*Diagnostic and Statistical Manual of Mental Disorders, 5th edition*; American Psychiatric Association: APA, 2013）においては，大人の ADHD に配慮した診断基準に変更された（第 3 章を参照）。これに対してわが国では，まだ認知度も低く，基礎的な疫学データもなく，確立されたアセスメントツールはない。このような状況を踏まえて，治療の上で重要なアセスメントツールに着目し，欧米ではどのような大人の ADHD の評定尺度が使用され，どのような研究が行われているかを概観する。

　なお，大人の ADHD に使用されるアセスメントツールには，表 8-1 に示したように，DSM-Ⅳ（APA, 1994）の診断基準に従い，ADHD の診断を行うことを目的とした評価尺度あるいは診断基準と，ADHD の症状やそれに由来するさまざまな困難性を量的に把握する評価尺度に大別することができる。前者は，インタ

---

*『DSM-5 精神疾患の診断・統計マニュアル』（日本精神神経学会［日本語版用語監修］，髙橋三郎・大野裕［監訳］，医学書院，2014）による。

表8-1 大人のADHDの臨床および研究で使用されるアセスメントツール

アセスメントツールの分類
1. DSM-Ⅳの診断基準に従い，ADHDの診断を行うことを目的としたインタヴュー形式の評価尺度
2. ADHDの症状やそれに由来するさまざまな困難性を量的に把握する評価尺度 (1) DSM-Ⅳの診断基準に従い，ADHDの症状の程度を測定する評価尺度 (2) 認知的な能力を測定するための検査や評価尺度 (3) 大人のADHDに合併することが指摘されている抑うつや不安などの程度を測定する評価尺度 (4) ADHDの大人が社会生活を送る上で経験する困難を評価する尺度

ヴュー形式のものが多いのに対して，後者は質問紙形式のものが多く，さらに，その下位分類として，(1) DSM-Ⅳの診断基準に従い，ADHDの症状の程度を測定する評価尺度，(2) 認知的な能力を測定するための検査や評価尺度，(3) 大人のADHDに合併することが指摘されている抑うつや不安などの程度を測定する評価尺度，(4) ADHDの大人が社会生活を送る上で経験する困難を評価する尺度の4つに分類することができる。以下では，これらについてそれぞれ取り上げて紹介する。

1. ADHDの診断を目的とした評価尺度あるいは診断基準

大人のADHDの診断の基礎となっているのはDSM-ⅣあるいはICD-10（*The 10th revision of the International Classification of Diseases and Related Health Problems*; World Health Organization: WHO, 1992）であり，両診断基準は，同様の内容となっている。DSM-Ⅳでは，中核症状が多動性−衝動性の領域と不注意の領域に存在するとして，それぞれの領域に9項目の症状を挙げている。そして，大人のADHDは，小児期に前述した症状が存在していることを前提としており，それらの症状によって職場や学校，家庭などの複数の場面で日常生活を妨げる（impair）ことが条件として設定されている。しかしながら，DSM-Ⅳの診断基準は，大人のADHDの診断を行う上では，実用上問題があることがしばしば指摘されている。

例えば，Resnick（2000）によると，大人と子どもの診断で同じカットオフ・ポイントを設定している点について議論が続いている。大人の場合は，症状によ

る困難があっても，それを補うような人づき合いの技能を身につけている可能性があるため，カットオフ・ポイントを子どもの場合よりも少し低めに設定する必要があるとの指摘がある。また，大人の場合は，子どもの場合に比較して生活場面が多様であるため，症状による困難の度合い（impairment）を評価することが難しい（Weiss et al., 1999）。さらに，大人のADHDの主訴には，物事を先延ばしにする傾向，慢性的な挫折感，同時に多数のものに手をつけてどれ1つとして達成できない傾向，時間の管理ができないなどDSM-Ⅳには挙げられていない問題が多数存在する（Resnick, 2000）。

このような問題を踏まえて，これまでDSMの診断基準を補完するような独自の診断基準，あるいはDSMに準拠しながらも大人のADHDの症状を具体的かつ

表8-2 DSM-Ⅳの診断基準に従い，ADHDの診断を行うことを目的としたインタヴュー形式の評価尺度

尺度および診断基準の名前	項目および下位尺度	作成者および発表年
1. Wender, P. H. の Utah 基準	・Ⅰ．「小児期の症状」 　A．狭義の基準，B．広義の基準 ・Ⅱ．「成人期の症状」 　A．ADHDの7つの症状， 　B．ADHD以外の障害	Wender, P. H., 1995
2. Conners' Adult ADHD Diagnostic Interview for DSM-Ⅳ™ (CAADID™)	・Part Ⅰ History（生活歴） ・Part Ⅱ Diagnostic criteria（診断基準）	Epstein, J., Johnson, D. E., & Conners, C. K., 2001
3. Barkley, R. A. & Murphy, K. の診断基準	・DSM-Ⅳの症状についての18項目（小児期と現在） ・社会的生活についての10項目（小児期と現在） ・合併症と成育歴についての16項目	Barkley, R. A. & Murphy, K., 1998
4. Hallowell, E. M. & Ratey, J. J. の成人ADDの診断基準	・A．20項目の慢性的な困難に関する項目（15項目以上満たすことが基準） ・B．小児期のADD（小児期にADDであることが条件） ・C．除外診断（他の障害では説明できないことが条件）	Hallowell, E. M. & Ratey, J. J., 1994
5. Brown ADD scale Diagnostic Forms	・DSM-Ⅳの症状についての18項目 ・職場，余暇，学校，対人関係，自己像への症状の影響 ・既往歴，家族歴 ・健康，睡眠，合併症 ・観察者からの情報　・IQ	Brown, T. E., 1996

詳細に記述した評価尺度が作成されている。表8-2に代表的な評価尺度を示した。

(1) Wender, P. H. の Utah 基準

Wender, P. H. の作成した Utah 基準（Wender, 1995）は，大人の ADHD の診断基準としては最初に作成されたもので，これまで臨床や研究の場面で広く使用されている（Weiss et al., 1999）。この診断基準は，大人の ADHD は子どもの ADHD が継続しているという DSM-Ⅲ（DSM-Ⅳも同様）の前提を基礎として，子どもの症状と大人の症状をそれぞれ尋ねる項目が設定されている。「Ⅰ．小児期の症状」では，「A．狭義の基準（DSM-Ⅲ-R の子どもの ADHD の診断基準と同一）」と，「B．広義の基準（DSM-Ⅲ-R の基準よりも広い行動特徴が記載されている）」から構成されており，いずれかの定義に該当する症状が子どものときにみられたかどうかを判定する。「Ⅱ．成人期の症状」では，A と B という 2 つの部分から構成される。A は，1．持続的な多動性，2．注意欠如，集中力障害，散漫性，3．感情の易変性，4．キレやすい，激しやすく，すぐに治まるかんしゃく，一時的に我を失う，すぐにかっとなるか常にイライラしている，気が短い，5．まとめられない，課題を達成できない，6．ストレス耐性の低さ，7．衝動性，の7つの症状が挙げられている。そして，「成人期に 1（多動性）と 2（注意欠如）が同時にみられ，加えて 3 ～ 7 の症状のうち，2 つ以上が当てはまる」ことが A の条件となる。3 ～ 7 の症状が，DSM には記載されていないが，大人の ADHD に顕著な特徴といえる。B では，1．双極性障害，うつ病性障害，2．統合失調症やそれに関連する障害，3．境界性人格障害，4．反社会性人格障害，1 年以内のアルコール・薬物乱用，中枢刺激薬の乱用，についての記載があり，これらの症状が存在しないことが B の条件となる。これらの項目について，面接者は患者本人に尋ねて，詳細な情報を収集し，診断を行う。

(2) Conners' Adult ADHD Diagnostic Interview for DSM-Ⅳ™（CAADID™）

CAADID は，Conners, C. K. らによって作成された DSM-Ⅳにもとづく診断用の半構造化面接形式の評価尺度である（Epstein et al., 2001）。Part Ⅰ と Part Ⅱ から構成され，約 90 分の面接時間を要する。

Part Ⅰ は，面接者が患者本人にインタヴューするものであるが，面接の前に患

者自身に記入してもらうことで時間の短縮ができる．内容は，患者の生活歴についての項目であり，小児期と成人期の2部構成となっている．小児期の項目は，家族についての項目（家族構成，居住地域，家族の仕事など），妊娠期の危険因子，出産時の危険因子，気質上の危険因子，発育上の危険因子，環境上の危険因子，病歴に関する危険因子，小・中・高校での学習の様子，精神医学的病歴，家族の病歴に関する危険因子についての項目がある．成人期では，学歴，職歴，社会性・人間関係，既往歴，成人期の心理的・精神医学的病歴に関する病理の項目，併存障害スクリーニングのための質問がある．

Part IIは，*Diagnostic Criteria Interview*であり，Part Iで得られた情報をDSM-IVの基準に照合するための項目が用意されている．基本的には，DSM-IVのA～Eの診断基準について，面接者が患者に対して順に質問していく形式である．

A.では，不注意と多動性−衝動性の領域それぞれについて，DSM-IVの記載と同一の内容である9つの症状が用意されている．面接者は，それらについて，小児期と成人期それぞれの時期の様子を患者に尋ねていく．面接者は，具体的なエピソードを記載した上で，小児期と成人期それぞれにおいて，症状が存在する（あるいはした）かどうかを判断する．最終的には，不注意と多動性−衝動性それぞれについて，小児期と成人期における症状の数を数え，それぞれ6以上であれば，その時期に症状があったと判断する．

B.では，不注意と多動性−衝動性の症状が，それぞれ最初に現れた時期を特定する．いずれかが7歳以前に現れていた場合に，B.の診断基準を満たすことになる．

C.では，症状の広汎性について尋ねる．不注意と多動性−衝動性の症状が，それぞれ小児期では，学校，家庭，スポーツやクラブ活動の3つの場面において生じていたかどうか，成人期では，これらに職場を加えた4つの場面において生じていたかどうかを尋ねる．不注意または多動性−衝動性の症状が，それぞれの時期に，2つ以上の場面でみられる場合に，C.の診断基準を満たすこととなる．

D.では，不注意あるいは多動性−衝動性の症状が，小児期と成人期それぞれにおいて，学校（職場／学校），家庭，社会的な行動，自己感覚・自己概念・自尊心の領域において障害（impairment）となっていたかどうかを判定する．そして，小児期と成人期それぞれで総合的な障害レベルを7段階で評定する．

E. では，症状が，別の疾患の存在を考慮したほうがより適切に説明されるかどうかを判断する。

最終的に，小児期と成人期それぞれにおいて，A. 〜 E. の 5 つの診断が満たされるかどうかによってそれぞれの時期の診断が下される。そして，ADHD と診断される場合には，小児期と成人期それぞれについて，不注意優勢型，多動性-衝動性優勢型，混合型の 3 タイプを同定する。

以上のように，CAADID は，DSM-Ⅳの診断基準にもとづき，小児期と成人期の ADHD の特徴を詳細に把握し，診断を下すことが可能である。また，Conners は，問診用のプロトコルとして，*Conners' Adult ADHD History Form*（Conners, 1994）も作成している。なお，CAADID は，Multi-Health Systems（MHS）から出版・販売が行われている。

Wender, P. H. の Utah 基準と CAADID の他には，Barkley & Murphy（1998）や，Hallowell & Ratey（1994）の ADD 診断基準，Brown（1996）の ADD Scale の *Diagnostic Forms* などがある。

以上のように，これまでいくつかの診断基準や評価尺度が作成されている。その中でも，CAADID は比較的多くの研究で使用されており，わが国においても導入することが期待され，2012 年に金子書房から日本語版が出版された。ただし，大人の ADHD の研究論文では，これらが使用されず，単に「DSM-Ⅳの診断基準を満たした者を対象とした」といった記述も多くみられるため，診断用の評価尺度や基準の使用についてはさらなる検討が必要であろう。

2. ADHD の症状やそれに由来するさまざまな困難性を量的に把握する評価尺度

(1) DSM-Ⅳの診断基準に従い，ADHD の症状の程度を測定する評価尺度

ここでは，ADHD の症状を量的に把握する評価尺度について概観する。この種の尺度は，症状の重篤度や，薬物療法や心理療法の効果を検討するために用いられる。表 8-3 に各尺度の概要を示した。

表8-3 DSM-Ⅳの診断基準に従い，ADHDの症状の程度を測定する評価尺度

尺度および診断基準の名前	形式	項目および下位尺度	作成者および発表年
1. Wender-Utah Rating Scale（WURS）	・自己評価 ・小児期回顧評定と成人期現在評定 ・5段階評価（0〜4点）	・フルバージョン61項目　行動（42項目），体調（7項目），学校（12項目） ・ショートバージョン25項目（定型群，うつ病群との弁別用のカットオフ値）	Ward, M. F., Wender, P. H., & Reimherr, F. W., 1995
2. Wender-Reimherr Adult Attention Deficit Disorder Scale（WRAADDS）	・半構造化面接 ・成人期現在評定 ・5段階評価（0〜4点）	・7領域の主要な症状 ①hyperactivity，②inattention，③impulsivity，④disorganization，⑤emotional lability，⑥temper，⑦emotional overreactivity （因子分析により①Attention/disorganization，②Hyperactivity/impulsivity，③Emotional dysregulation の3つにまとめられる）	Reimherr, F. W. et al., 2005
3. Conners' Adult ADHD Rating Scale（CAARS™）	・自己評価と観察者評価 ・成人期現在評定 ・4段階評定（0〜3点）	(1) Long Form（66項目） ・Factor-Derived Subscales 　①Inattention/Memory Problems（12項目） 　②Impulsivity/Emotional Lability（12項目） 　③Hyperactivity/Restlessness（12項目） 　④Problems with Self-Concept（6項目） ・DSM-Ⅳ ADHD Symptom Subscale 　①Inattention Symptoms（9項目） 　②Hyperactive-Impulsiveness Symptoms（9項目） 　③Total ADHD Symptoms（18項目） 　・ADHD Index（12項目） 　・Inconsistency Index（2項目×8組） (2) Short Form（26項目） ・Factor-Derived Subscales 　①Inattention/Memory Problems（5項目） 　②Impulsivity/Emotional Lability（5項目） 　③Hyperactivity/Restlessness（5項目） 　④Problems with Self-Concept（5項目） ・ADHD Index（12項目） ・Inconsistency Index（2項目×8組） (3) Screening Form（30項目） ・DSM-Ⅳ ADHD Symptom Subscale 　①Inattention Symptoms（9項目） 　②Hyperactive-Impulsiveness Symptoms（9項目） 　③Total ADHD Symptoms（18項目） ・ADHD Index（12項目） いずれも標準値によるT-scoreを性別・年齢帯ごとに算出可能	Conners, C. K., Erhardt, D., & Sparrow, D., 1998
4. Adult Self Report Scale-V 1.1（ASRS-V1.1）	・自己評価 ・成人期現在評定 ・5段階評定（項目によるスクリーニング基準あり）	・フルバージョン（18項目：Part A, Part B） ・スクリーニングバージョン（6項目：Part Aのみ） 　カットオフポイント：基準となる選択肢を6項目中4項目以上選択	Kessler, R. C. et al., 2005（World Health Organization）
5. Brown ADD scale	・観察者評価 ・成人期現在評定 ・4段階評定（0〜3点）	・40項目（5つの領域） Inattention, organising work, sustaining energy, managing affective interference, working memory	Brown, T. E., 1996

a. Wender-Utah Rating Scale（WURS）

WURSは，Ward, Wender, & Reimherr（1933）によって作成された尺度である。この尺度も，比較的早期に発表された評価尺度であり，大人のADHDの臨床現場や研究において広く使用されている。原版は1985年に発表された *Adult Questionnaire-Childhood Characteristics*（AQCC; Wender, 1985）である。この尺度は，行動（42項目），体調（7項目），学校（12項目）についての全61項目から構成される。患者自身が，自分の子ども時代を振り返り，当時の自分にどの程度当てはまるかを5段階（0～4点）で評定する形式である。また，患者が現在の自分（成人期）について評定することもできる。すなわち，小児期得点と成人期得点（現在評定）という2つの得点を得ることが可能である（Ward et al., 1993）。WURSには25項目の短縮版も存在し，こちらのほうが使用頻度は高い。25項目版は，ADHDの患者と特に精神障害を有していない統制群（nonpatient comparison group）を弁別できる項目である。また同時に，ADHD患者を単極性のうつ病患者から弁別することも可能である（Ward et al., 1993; Wender, 1995）。25項目版におけるADHDの成人の平均値は62.2点（$SD = 14.6$）であるのに対して，健常な成人の平均値は16.1点（$SD = 10.6$），うつ病群では31.7点（$SD = 17.4$）である。WURSは，因子分析により多次元構造が見いだされる研究も存在するが（McCann et al., 2000），基本的には一次元構造が想定されており，総得点を用いる研究がほとんどである。例えば，Nylanderら（2009）の研究では，WURSの総得点を用いて一般の精神科外来患者における成人期ADHDの割合を算出している。WURSは，ADHDの症状を量的に把握する評価尺度としては早期に開発され，使用頻度は高いものの，基本的には一次元構造の尺度であるため，成人期ADHDの症状を多側面から検討するという目的の研究にはやや不向きであるかもしれない。

b. Wender-Reimherr Adult Attention Deficit Disorder Scale（WRAADDS）

前述したWender, P. H. は，大人のADHDにおける主要な症状を7つの領域に同定し，これを半構造化された面接形式で評定する *Targeted Attention Deficit Disorder Scale*（TADDS）を作成した（Wender, 1995）。この尺度は改訂され，ここで紹介するWRAADDSとして使用されている（Reimherr et al., 2005）。WRAADDSは，TADDSと同様に，hyperactivity（多動性），inattention（不注意），impulsivity（衝

動性），disorganization（無秩序さ），emotional lability（気分の不安定性），temper（かんしゃく），emotional overreactivity（情緒的過剰反応性），の7領域の主要な症状についての質問が用意されている。評定は，領域ごとに用意された複数の項目についてそれぞれ5段階（0～4点）で行う。7領域のうち，前の4領域（hyperactivity, inattention, impulsivity, disorganization）については，DSMの診断基準に合致するものであるが，残りの3領域（temper, affective lability, emotional overreactivity）については合致しない（Robison et al., 2008）。7領域の得点は，因子分析によりAttention/disorganization, Hyperactivity/ impulsivity, Emotional dysregulation（temper, affective lability, emotional overreactivityの3領域から構成される）の3因子に分けられる。これらの3因子に加えて，3因子を合算した合計得点も合わせて，4つの下位尺度を使用できる。WRAADDSは，大人のADHDの症状を量的に把握できるため，主に治療薬の効果を検討する際に用いられる。例えばReimherrら（2007）の研究では，DSM-Ⅳの成人期ADHDの診断基準を満たす18歳から65歳の男女41名を対象に，メチルフェニデート徐放剤の効果を測定した。分析の結果，WRAADDSの合計得点および3つの下位尺度のいずれにおいても，メチルフェニデートはプラセボに比較して有意に高い改善がみられた。

c. Conners' Adult ADHD Rating Scale（CAARS™）

CAARSは，Conners, C. K.らによって作成された質問紙形式の評価尺度である（Conners et al., 1998）。項目の内容は，DSM-Ⅳの診断基準にもとづいている。CAADIDと同様にMHSから出版・販売されている。CAARSには，自己記入式（Self-report：CAARS-S）と，観察者評価式（Observer-report：CAARS-O）がある。両方とも項目の内容は同じで，自己記入式では「私は…」という言葉からはじまるのに対して，観察者評価式では「評価対象者は…」という言葉からはじまるという違いがあるのみである。また，CAARSには，2種類の質問紙についてそれぞれ項目数の異なるLong Form，Short Form，Screening Formの3タイプがある。したがって，全部で6種類あるということになる。全尺度とも，項目の内容が当てはまる程度を4段階（0～3点）で評定する。

【Long Form】

Long Formは66項目あり，因子分析にもとづく4つの下位尺度（Factor-Derived

Subscales）と，DSM-Ⅳの診断基準に則ったDSM-Ⅳ ADHD Symptom Subscale（2つの下位尺度とそれらの合計），成人期ADHDを非精神疾患群から弁別するのに適したADHD Index，さらに被調査者の回答が信頼できるものか判断する材料となるInconsistency Indexから構成される。因子分析にもとづく4つの下位尺度は，① Inattention/Memory Problems（12項目），② Impulsivity/Emotional Lability（12項目），③ Hyperactivity/Restlessness（12項目），④ Problems with Self-Concept（6項目）である。DSM-Ⅳ ADHD Symptom Subscaleには，Inattention Symptoms（9項目）と，Hyperactive-Impulsiveness Symptoms（9項目），さらにこれらを合算したTotal ADHD Symptomsがある。ADHD Indexは，12項目の単一の尺度で，一部他の下位尺度を構成する項目が重複して含まれている。Inconsistency Indexは，互いに内容の類似した2項目を8組選定し，それぞれの項目得点の差得点の絶対値を合計して算出される。この値が8点以上であれば，評定者の回答にムラがあることを示唆し，他の尺度得点の解釈に注意が必要となる。

【Short Form】

Short Formは，全部で26項目から構成されている。Long Formと同様の因子分析にもとづく4因子（項目数は異なり，それぞれ5項目ずつ）と，ADHD Index（12項目，4因子の項目と重複あり），Inconsistency Index（Long Formと異なる8組で，8点以上で尺度得点の解釈に注意が必要と判断される）がある。

【Screening Form】

Screening Formは，30項目から構成される。Long Formと同一のDSM-Ⅳ ADHD Symptom Subscale（Inattention Symptoms：9項目と，Hyperactive-Impulsiveness Symptoms：9項目これらを合算したTotal ADHD Symptoms）と，ADHD Index（12項目）がある。CAARSは，いずれのバージョンも多くの定型群のデータ（$N = 2000$）にもとづいて標準化が行われており，性別と年齢帯によって区別された標準得点（T-score：平均値50，標準偏差10にした偏差値）が得られる。年齢帯は，① 18～29歳グループ，② 30～39歳グループ，③ 40～49歳グループ，④ 50歳以上グループの4種類に区分されており，性別（男性と女性の2種類）×年齢帯（Ⅳ種類）により8種類の標準得点が用意されている。また，尺度のフォーマットに工夫がしてあり，特別な道具を使うことなく，ローデータから簡単に下位尺度得点を算出することが可能である。さらに，算出された下位尺度得点は，調査

対象者の性別と年齢帯に対応する換算表から標準得点に変換することができる。これにより，性別や年齢を考慮した同一尺度上での得点の比較が可能となる。

　以上のように，CAARS は成人期 ADHD の症状を多側面から測定できるとともに，標準化が行われており，大人の ADHD の研究において最も多く使用されている尺度であり，2012 年に金子書房から日本語版が出版された（注：日本語版は Long form の自己記入式，観察者評価式の 2 種類のみ）。

d. Adult ADHD Self Report Scale-V1.1（ASRS-V1.1）

　ASRS-V1.1 は，Kessler ら（2005）によって，WHO の尺度として開発されたものであり，日本を含む多くの言語に翻訳されており，無償で使用することができる尺度である。DSM-Ⅳ の診断基準 A に準拠した内容の 18 項目から構成される。対象者が自身の過去 6 カ月を振り返り，どの程度の頻度でそれぞれの項目に記述された症状を経験しているかを 5 段階で評定する形式である。ASRS-V1.1 は，Part A と Part B からなる 18 項目のフルバージョンと，Part A のみからなる 6 項目の ASRS-V.11 Screener の 2 種類がある。Screener である Part A では，項目ごとに基準となる頻度が設定されている。そして，基準を超えている項目の数（カットオフ・ポイント）を数え，それが 4 以上であれば，大人の ADHD の可能性があり，さらに詳細な検討を行う必要があることを示唆する。具体的には，項目 1 〜 3 までは，それぞれ，「時々」「頻繁」「非常に頻繁」という回答である場合にその数をカウントし，項目 4 〜 6 の場合は，「頻繁」「非常に頻繁」という回答である場合にその数をカウントすることになる。例えば，項目 1 に「時々」，項目 2 に「頻繁」，項目 3 に「時々」，項目 4 に「めったにない」，項目 5 に「全くない」，項目 6 に「頻繁」となる場合は，4 つが該当することになり，Screener に陽性（positive）と判断されることになる。Part B の 12 項目も同様に項目によって基準となる頻度が設定されている。この 12 項目については，独立したカットオフ・ポイントは発表されておらず，Part A の 6 項目と合わせて対象者の状態を判断する。尺度の内容や翻訳版については，WHO の National Comorbidity Survey に関するホームページからアクセスすることができる（www.hcp.med.harvard.edu/ncs）。他には，Brown, T. E. による *Brown ADD Scale*（Brown, 1996）もある。

(2) 認知的な能力を測定するための検査や評価尺度

ADHDにおける注意力の問題は，しばしば実行機能の障害によって説明されることが多い（Barkley, 1998）。これまで，実行機能に関連する認知能力を測定する実験課題や質問紙形式の評価尺度が数多く使用されている。表8-4に尺度の概要を示した。

a. Conners' Continuous Performance Test Ⅱ Version 5（CPT Ⅱ V.5）

Continuous Performance Test は，衝動性や持続的注意を評価するヴィジランス（Vigilance）課題（ターゲット刺激に対する反応を可能とする瞬間的な注意能とその持続に関わる覚醒性を測定する課題）として知られており，脳損傷などにおける高次脳機能評価や薬物療法の効果測定など，子どもから老人までを対象として幅広く使用されている。ADHDにおいても，注意機能の問題を検討する検査として多くの研究で使用されている。以下では，津島ら（2008）を参考に，CPTの概要を説明し，次にADHDの臨床や研究をターゲットして開発されたConnersによる課題を取り上げる。CPTは，コンピュータのモニター上に何種類かの刺激が，比較的速い間隔をおいて1つずつランダムに呈示される。被検者は，ある特定の刺激に対して，できるだけ早く，正確に反応することを求められる。この反応を求められる刺激の種類によって，CPTの課題が分類される。まず，"Xタイプ"（Rosvold et al., 1956）は，順次呈示される刺激群の中から特定のターゲット刺激Xに対して反応をするというものである。これに対して，Conners（1995）によって開発

表8-4 大人のADHDの認知的な能力を測定するための検査や評価尺度

尺度の名前	形式	作成者および発表年
1. Conners' Continuous Performance Test Ⅱ Version 5（CPT Ⅱ V.5）	・検査 ・コンピュータを使用	Conners, C. K. & MHS Staff, 2000
2. Test of Variables of Attention（T. O. V. A.®）	・検査 ・コンピュータを使用	Greenberg, L. M. & Dupuy, T. R., 1988-1993
3. Gordon Diagnostic System（GDS）	・検査 ・コンピュータを使用	Gordon, M., 1983
4. Integrated Visual and Auditory Continuous Performance Test（IVA™）	・検査 ・コンピュータを使用	Sanford, J. A. & Turner, A., 1996
5. Current Behavior Scale	・自己記入式の質問紙	Barkley, R. A. & Murphy, K., 1998
6. Eysenck Impulsivity Questionnaire（EIQ）	・自己記入式の質問紙	Eysenck, S. B. G., 1990

された "not X タイプ" は，ターゲット刺激に対し反応を抑制し，その他の刺激全てに反応を求めるというものである。したがって，"not X タイプ" では，行動の抑制について検討できる課題といえる。また，"A-X タイプ"（Rosvold et al., 1956）は，被検者にターゲット刺激の出現を予告する刺激 A に続いて刺激 X が提示されたときにのみ反応することを求める。そのため，A 以外の刺激の後に刺激 X が提示されたときには反応してはならない。A-X という系列にのみ反応しなければならないため，刺激 A を記憶に保持しながら出現するターゲットが X かどうか判断しなければならず，ワーキングメモリーを必要とし，"X タイプ" と比較して難易度が高くなる。

次に，基本的な測定条件として，刺激の種類，刺激呈示間隔，刺激頻度の3種類がある。まず，刺激の種類としては，文字や数字，絵など多数ある。前述した Conners による検査では，文字を刺激として使用している（Conners, 1995）。刺激呈示間隔（inter-stimulus interval：ISI）とは，刺激が提示され，次の刺激が提示されるまでの間隔である。ISI が一定のものと不規則に呈示されるものがあり，不規則なものでは，被検者が時間的予測を立てにくくなるために，ADHD の注意機能を検出する指標となることが指摘されている（Conners et al., 2003）。

最後に，CPT の評価指標について，一般的なものを紹介する。正反応（hit）は，反応を求められる刺激に対し，正しく反応することである。オミッションエラー（omission error）は，見逃しエラーであり，反応を求められる刺激に対して反応しないというミスである。コミッションエラー（commission error）は，お手つきエラーであり，反応を求められない刺激に対して誤って反応してしまうというミスである。正反応時の反応時間（hit reactin time）は，反応を求められる刺激に反応したときの刺激呈示から反応までの時間である。平均反応時間は（mean reaction time）は，反応を求められる刺激に反応したときの平均反応時間である。さらに，反応時間の標準誤差（reaction time standard error）は，反応時間の変動性を意味する。刺激の弁別精度（d'：sensitivity）は，被検者の刺激検出力を意味し，反応スタイル（β：response bias）は，被検者が反応しようとするときに用いる方略である。以上のような指標のほかにも，検査によって異なる指標が用いられる。

Conners によって作成された CPT Ⅱ V.5（Conners & MHS Staff, 2000）は，前述

した行動の抑制を必要とする"not X タイプ"の課題を提示する検査である。6歳以上が対象となっており，幅広い年齢層に使用することができる。6つのブロックと3つのサブブロックがあり，それぞれ20試行ある。刺激には文字を使用し，刺激呈示間隔（ISI）は1，2，4秒の間を変動するように設定されている。これは，ADHDの子どもがISIが長すぎても短すぎても成績が良くないという知見から，ISIの長さを可変することで彼らの問題をより顕在化しやすくするようにしているのである。

CPT II V.5 は，検査が終わると，前述した一般的なCPTにおける評価指標に加えて，ADHDの特徴をとらえやすい指標を算出し，多数の定型群および臨床群のデータをもとにT-scoreとパーセンタイルを出力できる。また，評価指標の要約であるProfile Report（プロフィール報告書）や Conners' Multimodal Integrated Reports（多様式統合報告書），Progress Reports（進捗状況報告書）といった結果が出力される。Conners' Multimodal Integrated Reports は，CPT II V.5 の結果を，CAARSなどの自己記入式および観察者評価式評価尺度と結びつけて解釈するものであり，Progress Reports は，4回分の検査結果を表示し，治療などの効果や経過を把握することができる。

CPT II V.5 の他には，Test of Variables of Attention（T. O. V. A.®: Greenberg & Dupuy, 1988-1993），Gordon Diagnostic System（GDS: Gordon, 1983），Integrated Visual and Auditory Continuous Performance Test（IVA™; Sanford & Turner, 1996）などのコンピュータを用いた検査があり，米国では診療報酬も取れる制度があるという（Resnick, 2000）。

b. Current Behavior Scale

Current Behavior Scale（Barkley, 1997）は，実行機能の障害によって生じる結果を，具体的な行動を通して査定するための尺度であり，成人のADHDが発揮可能な実行機能の程度（逆にいえば障害の程度：executive function deficits; EFDs）を測定することができる。この尺度は，Barkley（1997）によるEFの6因子モデルにもとづいて収集された99項目について4段階（0〜3点）で自己評定する形式である。項目の内容については，Biedermanら（2008）に記載されている。

Biedermanら（2007）では，CBSの因子構造について分析している。その結

果, Barkley (1997) では, 行動抑制 (behavioral inhibition), 非言語性ワーキングメモリ (と時間の感覚) (nonverbal working memory [and sense of time]), 言語性ワーキングメモリ (verbal working memory), 情動と動機づけにおける自己制御 (emotional and motivational self-regulation), 再構成 (reconstitution [that is, planning or generativity]) などの理論的に想定される因子を挙げているが, 因子分析の結果からは1因子構造が適切であると判断された。このことから全項目の合計得点 (0～297点) を算出し, これにもとづいて ADHD の結果としてもたらされるさまざまな問題を表す指標をよりよく説明するという観点からカットオフ・スコアを検討し, 中央値 (142点) が最適な値であると判断された。このカットオフ・スコアよりも高得点の成人 ADHD 患者は, カットオフ・スコアよりも低得点の成人 ADHD 患者に比べて社会的適応や社会経済状況 (教育, 職業) が悪く, 多くの合併症を抱えていた。また, ADHD 患者ではない統制群と比較した場合には, 先程の変数に加えて, 数学の学力検査の得点も有意に低かった。以上の結果から, CBS によって, DSM-Ⅳによる診断では分類できないサブグループがわかり, 有用性が高いという。

Biederman ら (2008) では, 実行機能欠陥 (EFDs) を従来の神経心理学的検査 (注意の維持, 計画, 組織化, 反応抑制など) と, CBS (自己評定によって行動面の評価からアプローチする尺度) を用いた場合で, 定義される EFDs のグループがさまざまな指標でどのように異なるかを検討した。その結果, 神経心理検査による EFDs グループと, CBS による EFDs グループでは, 差異があることが明らかになり, 神経心理学的検査と自己評定とを, 交換可能なものとはできないことが示唆された。

c. Eysenck Impulsivity Questionnaire (EIQ)

ADHD の主症状の1つである衝動性は, 物事に対して衝動的に反応してしまうという認知的な問題として把握することができる。EIQ (Eysenck, 1990) は, 認知的な問題としての衝動を質問紙によって測定する尺度であり, 衝動性 (impulsiveness), 向う見ずな傾向 (venturesomeness), 共感性 (empathy) の3つの下位尺度から構成される。Retz ら (2002) では, 触法行為を犯した成人を対象に調査を行い, WURS (Wender, 1995) との相関を検討している。その結果,

衝動性の3つの下位尺度のうち，衝動性のみが有意な正の相関を示し，大人のADHDにおける衝動性の問題を明らかにしている。

(3) 大人のADHDに合併することが指摘されている抑うつや不安などの程度を測定する評価尺度

ここでは，大人のADHDに合併することが指摘されている精神障害の程度を把握する評価尺度について紹介する。表8-5に尺度の概要を示した。

a. 抑うつ（Depression, mood disorder）

成人ADHD患者に最も多い合併症として，うつ病（Major Depression）があり，合併率が16〜31％との報告がある（Barkley et al., 1996; Biderman et al., 1993）。抑うつの程度を測定する簡便な尺度としては，Beckによる尺度（*Beck Depression Inventory-Ⅱ*: BDI-Ⅱ; Beck, Steer, & Brown, 1996）があり，世界中で広く使用されている。BDI-Ⅱは，抑うつの21の症状について患者自身が評価する尺度であり，得点によって抑うつの程度を把握することができる。

Chaoら（2008）では，成人の台湾人男性を対象に調査を行っている。その結果，ADHD群はコントロール群よりもBDIの得点が有意に高かった（$M =$

表8-5 大人のADHDに合併することが指摘されている抑うつや不安などの程度を測定する評価尺度

尺度および診断基準の名前	形式	作成者および発表年
1. 抑うつ		
① Beck Depression Inventory-Ⅱ（BDI-Ⅱ）	・自己記入式の質問紙	Beck, A. T., Steer, R. A., & Brown, G. K., 1996
② Hamilton Rating Scale for Depression（HAM-D）	・構造化面接	Hamilton, M., 1960
2. 不安		
① State-Trait Anxiety Inventory（STAI）	・自己記入式の質問紙	Spielberger, C. D., Gorsuch, R. L., & Lushene, R. E., 1970
② Liebowitz Social Anxiety Scale（LSAS）	・自己記入式の質問紙	Liebowitz, M. R., 1987
③ Hamilton Rating Scale for Anxiety（HAM-A）	・構造化面接	Hamilton, M., 1959
3. 睡眠障害		
Epworth Sleepiness Scale（ESS）	・自己記入式の質問紙	Johns, M. W., 1991

17.53, *SD* = 12.08 v.s. *M* = 7.83, *SD* = 6.78)。ただし，この研究では，ADHD群を，多くの疫学調査でなされるようなDSM-Ⅳの診断基準を満たすということではなく，WHOの *Adult Self-Report Scale* のカットオフ・スコアにもとづいて選定しているため，他の研究と直接比較できない点は注意が必要である。しかし，成人のADHD患者は抑うつ得点が高いことの傍証とはなると思われる。他にも，*Hamilton Rating Scale for Depression*（HAM-D; Hamilton, 1960）も有名であり，これを使用した研究も多数ある。

b. 不安（Anxiety Disorder）

ADHDに何らかの不安症*（不安障害）が伴う率は推定10〜40％程度とされ，比較的高い合併率といえる（Resnick, 2000）。Spielbergerら（1970）は，パーソナリティ特性としての比較的安定した不安傾向（trait）と，その時々によって変化する状況依存的な状態不安（state）の2種類に不安概念を整理し，それぞれを独立に測定する尺度として *State-Trait Anxiety Inventory*（STAI）を開発した。STAIは特性不安と状態不安それぞれ20項目ずつを4段階で自己評価する形式で，世界的に広く使用されている不安尺度であり，日本版の標準化（肥田野ら，2000）も行われている。Adlerら（2009）では，アトモキセチンによる薬物療法の効果測定のために使用し，特性不安尺度において，アトモキセチン群のほうがコントロール群よりも得点の変化量が若干大きく，効果が認められた。他にも，*Liebowitz Social Anxiety Scale*（LSAS: Liebowitz, 1987）や，*Hamilton Rating Scale for Anxiety*（HAM-A; Hamilton, 1959）を用いた研究も多数ある。

c. 睡眠障害

大人のADHDに関する総説ではあまり出てこないが，大人のADHD患者の睡眠障害は近年注目を浴びている（Oosterloo et al., 2006）。*Epworth Sleepiness Scale*（ESS; Johns, 1991）は，Excessive Daytime Sleepiness（EDS）に結びつく主観的な日中の過度の眠気を測定する尺度である。この尺度は，日常生活でよく行う活動（8項目）において，うとうとする可能性を4段階（0〜3点）で測定する。8項目の合計得点（最高得点24点）が12点以上で，病的な過眠症（hypersomnia）であることが疑われる。日本語版も作成されており，標準化の手続きもされている（福

原ら，2006)。前述した Chao ら（2008）では，成人の台湾人男性を対象に調査を行っている。その結果，ADHD 群はコントロール群よりも ESS の得点が有意に高かった（$M = 11.08$，$SD = 3.97$ v.s. $M = 8.83$，$SD = 3.84$）。ただし，この研究では，ADHD 群を，一般的な研究でなされるような DSM-Ⅳ の診断基準を満たすということではなく，WHO の *Adult Self-Report Scale* のカットオフ・スコアにもとづいて選定しているため，他の研究と直接比較できないが，大人の ADHD 患者は睡眠障害の傾向が高いことの傍証とはなる。

Oosterloo ら（2006）では，一次的な過眠症と，大人の ADHD の睡眠障害を区別することを目的として両者の ESS 得点のカットオフ・スコアを超える被検者の割合を比較している。両者とも，DSM-Ⅳ にもとづく診断が下りている被検者である。分析の結果，カットオフ・スコア 12 点を超えた割合は，過眠症群では 95.9% であったのに対して，ADHD 群では 37.7% であり，有意差がみられた。

(4) ADHD の大人が社会生活を送る上で経験する困難を評価する尺度

ここでは，ADHD の成人が社会生活を送る上で経験する困難を評価する尺度を取り上げる。表 8-6 に尺度の概要を示した。

表 8-6 ADHD の大人が社会生活を送る上で経験する困難を評価する尺度

尺度および診断基準の名前	形式	作成者および発表年
1. 社会適応あるいは社会生活上の困難さ		
① Social Adjustment Scale Self-Report（SAS-SR）	・自己記入式の質問紙	Weissman, M. M. & Bothwell, S., 1976, Weissman, M. M. & MHS Staff, 1999
② Sheehan Disability Scale	・自己記入式の質問紙	Sheehan, D. V., 1983, Leon, A. C. et al., 1997
2. 労働遂行能力		
WHO Health and Work Performance Questionnaire（HPQ）	・自己記入式の質問紙	Kessler, R. C. et al., 2003
3. 主観的幸福感		
Adult ADHD Quality of Life Scale（AAQOL）	・自己記入式の質問紙	Brod, M. et al, 2005, 2006
General Well-Being Schedule（GWBS）	・自己記入式の質問紙	Fazio, A. F., 1977

Ⅱ アセスメントの実際

a. 社会適応あるいは社会生活上の困難さ（Social adjustment or social impairment）

ADHD の結果として，社会的生活における困難さ（impairment）を抱えていることが問題となる。

【Social Adjustment Scale Self-Report（SAS-SR）】

SAS-SR は，Weissman & Bothwell（1976），Weissman & MHS Staff（1999）によって作成された尺度であり，社会的状況における適応の程度を，行動に関する3つの側面と，満足度に関する1つの側面から測定する。各項目について5段階で自己評定する尺度であり，主に薬物療法の効果測定に使用される。本尺度は，MHS より販売されており，日本語版も作成されている（Suzuki et al., 2003）。Biederman ら（2008）では，成人の ADHD 群とコントロール群について SAS の得点を比較したところ，ADHD 群のほうが有意に社会的適応度が低いことが示唆された。

【Sheehan Disability Scale】

Sheehan Disability Scale（Sheehan, 1983; Leon et al., 1997）は，患者の生活領域を Work/School（仕事領域／学校），Social（社会生活および余暇活動），Family（家庭生活および家庭の役割）の3つに分類し，それぞれの適応度を評価する。Adler ら（2008）による研究では，アトモキセチンの効果を調べるために，DSM-Ⅳの診断基準を満たす患者 384 名を対象として 97 週の治療を実施（open label）した。その結果，*Sheehan Disability Scale* の Work/School, Family, Social の3領域すべてで有意な得点の低下がみられ，治療の効果が示唆された。

b. 労働遂行能力（work performance）

子どもの ADHD において学校生活が問題となるように，大人の ADHD では職業生活が問題となる。*WHO Health and Work Performance Questionnaire*（HPQ）は，Kessler ら（2003）によって，労働における遂行能力を測定する尺度として作成された尺度である。HPQ は，労働者が休業している状態（absenteeism）と，出勤しているが労働遂行能力が低下している状態（presenteeism）についての項目があり，いずれも労働の損失をもたらすものとされている。absenteeism は，文字通りの客観的な休業状況を示すのに対して，presenteeism は，健康問題による労働遂行能力の低下であり，種々の精神障害が関連すると考えられている（わが国

では，山下・荒木田，2006に詳しい）。この他に，過去1年間での職場における事故-損害（accidents-injuries）の発生についての項目と，過去1年間での心身の状態についての項目があり，広く労働における遂行能力の問題を把握することが可能である。Kesslerら（2009）は，米国の製造工場で従事する8,000人以上の成人を対象にHPQを用いた大規模調査を行った。その結果，DSM-IVのADHDの診断基準を満たす者が1.9%存在し，彼らは年齢，性別，職種，労働時間などを統制した場合にも，そうではない者に比べて労働遂行能力が低く，病欠が多く，事故・損害が多いことが明らかになった。

c. 主観的幸福感（subjective well-being）

大人のADHD患者は，障害のために否定的な人生を歩むことが多い。彼らは低い自尊心，貧しい対人関係，そして学業上の低い成果しか得られない半面，問題解決のための手段を求める。そのことが，彼らのQOLに影響を及ぼしている可能性がある（Kessler et al., 2009）。

【Adult ADHD Quality of Life Scale（AAQoL）】

Brodら（2005, 2006）によって作成されたAAQoLは，成人のADHD患者に焦点を当てた尺度構成となっていることが特徴である。Life productivity（仕事の遂行力），Psychological Health（精神的健康），Relationships（人間関係），Life outlook（人生の充実度）の4つの側面から5段階で自己評価する形式である。Ableら（2007）では，診断が下りている成人ADHD患者（diagnosed ADHD）と，それまで診断されていなかったが成人ADHDの基準を満たす群（undiagnosed ADHD），Non-ADHD controlについて比較を行っている。残念ながらundiagnosed ADHDとの比較のみで，controlとdiagnosed ADHDの検定結果はない。しかし，得点の差からみて，diagnosed ADHDとundiagnosed ADHDは，ともにnon-ADHD Controlよりも4下位尺度全てでQOLが低いことが示唆される。他には，一般的なQOL尺度や，well-beingを測定する尺度（*General Well-Being Schedule*: GWBS; Fazio, 1977）なども使用されている。

まとめ

　大人のADHDの臨床および研究において，研究の進んでいる欧米において使用されているアセスメントツールを概観した。その結果，欧米では多くのアセスメントツールが開発され，これらを使用した知見が蓄積されていることが明らかである。大人のADHDについての研究は，わが国ではまだ始まったばかりであり，確立されたアセスメントや治療のガイドラインが必要である。今後，アセスメントツールの整備が進むことで，大人のADHDの適切なアセスメントが可能になるとともに，欧米と同じ視点からわが国の大人のADHDの特徴について検討することが可能になる。本研究で取り上げたアセスメントツールをわが国でも使用できるようにすることが急務である。

参考文献

Able, S. L., Johnston, J. A., Adler, L. A., & Swindle, R. W.　2007　Functional and psychosocial impairment in adults with undiagnosed ADHD. *Psychological Medicine;* 37: 97-107.

Adler, L. A., Faraone, S. V., Spencer, T. J., Michelson, D., Reimherr, F. W., Glatt, S.J., Marchant, B. K., & Biederman, J.　2008　The reliability and validity of self- and investigator ratings of ADHD in adults. *Journal of Attention Disorder*; 11: 711-719.

Adler, L.A., Liebowitz, M., et al.　2009　Atomoxetine treatment in adults with attention-deficit/hyperactivity disorder and comorbid social anxiety disorder. *Depression and Anxiety*; 26（3):212-221.

American Psychiatric Association（APA）　1994　*Diagnostic and statistical manual of mental disorders, 4th edition*（DSM-Ⅳ）. Author; Washington, DC.［高橋三郎・大野裕・染矢俊幸（訳）1996　DSM-Ⅳ精神疾患の診断・統計マニュアル　医学書院.］

American Psychiatric Association　2013　*Diagnostic and statistical manual of mental disorders, 5th edition*（DSM-5）. Author; Washington, DC.

Barkley, R. A.　1997　ADHD in adults: Comorbidity and adaptive impairments（Grant No. 1R01MH054509-054501A054502）. National Institute of Mental Health: Bethesda, MD.

Barkley, R. A. & Murphy, K.　1998　*Attention deficit hyperactivity disorder: A clinical workbook*（3rd ed.）. Guilford Press: NY.

Barkley, R. A., Murphy, K. R., & Kwasnik, D.　1996　Psychological adjustment and adaptive impairments in young adults with ADHD. *Journal of Attention Disorders*; 1: 41-54.

Beck, A. T., Steer, R. A., & Brown, G. K.　1996　*Manual for Beck Depression Inventory-Ⅱ*. Psychological Corporation: San Antonio, TX.

Biederman, J., Faraone, S., Spencer, T., Wilens, T., Norman, D., Lapey, K. A., et al.　1993　Patterns of psychiatric comorbidity, cognition, and psychosocial functioning in adults with attention deficit hyperactivity disorder. *American Journal of Psychiatry*; 150: 1792-1798.

Biederman, J., Petty, C. R., Fried, R., Black. S., Faneuil, A., Doyle, A. E., & Faraone, S. V.　2008　Discordance between psychometric testing and questionnaire-based definitions of executive function deficits in individuals with ADHD. *Journal of Attention Disorders*; 12: 92-102.

Biederman, J., Petty, C. R., Fried, R., Fontanella, J., Doyle, A. E., Seidman, L. J., & Faraone, S. V.　2007　Can self-reported behavioral scales assess executive function deficits? A controlled study of adults with ADHD. *Journal of Nervous and Mental Disorders*; 195: 240-246.

Brod M., Johnston, J., Able, S., & Swindle, R.　2006　Validation of the Adult Attention-Deficit/Hyperactivity Disorder Quality-of-Life Scale（AAQoL）: A Disease-Specific Quality-of-Life Measure. *Quality of Life Research*; 15: 117-129.

Brod, M., Perwien, A., Adler, L., Spencer, T., & Johnston, J.　2005　Conceptualization and assessment of Quality of Life for Adults with Attention-Deficit/Hyperactivity Disorder. *Primary Psychiatry*; 12: 58-64.

Brown, T. E.　1996　*The Brown Attention-Deficifit Disorder Scales*（Brown ADD Scales）. Psychological Corporation: San Antonio, TX.

Chao, C. Y., Gau, S. S., Mao, W. C., Shyu, J. F., Chen, Y. C., & Yeh, C. B.　2008　Relationship of attention-deficit-hyperactivity disorder symptoms, depressive/anxiety symptoms, and life quality in young men. *Psychiatry and Clinical Neurosciences*; 62: 421-426.

Conners, C. K.　1994　*Conners' Adult ADHD History Form*. Multi-Health Systems; Toronto.

Conners, C. K.　1995　*Conners' Continuous Performance Test*. Multi-Health Systems; Toronto.

Conners, C. K., Epstein, J. N., Angolt, A., & Klaric, J.　2003　Continuous performance test performance in a normative epidemiological sample, *Journal of Abnormal Child Psychology*; 31: 555-562.

Conners, C. K., Erhardt, E., & Sparrow, E.　1998　*Conners' Adult ADHD Rating Scales*（CAARS^{TM}）. Multi-Health Systems; Toronto.［中村和彦（監修），染木史緒・大西将史（監訳）　2012　CAARS^{TM} 日本語版．金子書房．］

Conners, C. K. & MHS Staff　2000　*Conners' Continuous Performance Test Ⅱ*. Multi-Health Systems; Toronto.

Epstein, J., Johnson, D. E., & Conners, C. K.　2001　*Conners' Adult ADHD Diagnostic Interview for DSM-Ⅳ^{TM}*（CAADID^{TM}）. Multi-Health Systems; Toronto.［中村和彦（監修），染木史緒・大西将史（監訳）　2012　CAADID^{TM} 日本語版．金子書房．］

Eysenck, S. B. G.　1990　A cross-cultural study of impulsiveness, venturesomeness and empathy: Germany and England. *Zeitschr Diff Diagn Psychol*; 11: 209-213.

Fazio, A. F.　1977　A concurrent validational study of the NCHS General Well-Being Schedule. *Vital Health Stat 2*; 73: 1-53.

福原俊一，竹上未紗，鈴鴨よしみ，陳和夫，井上雄一，角谷寛，岡靖哲，野口裕之，脇田貴文，並川努，中村敬哉，三嶋理晃，Murray W. Johns.　2006　日本語版 the Epworth Sleepiness Scale（JESS）──これまで使用されていた多くの「日本語版」との主な差異と改訂．日本呼吸器学会雑誌，44：896-898.

Greenberg, L. M. & Dupuy, T. R. 1988-1993 *Test of variables of attention* (T.O.V.A.). Universal Attention Disorders; Los Alamos, CA.
Gordon, M. 1983 *Gordon Diagnostic System*. Gordon Systems; NY.
Hallowell, E. M. & Ratey, J. J. 1994 *Driven to distraction*. Ballantine; NY.
Hamilton, M. 1959 The assessment of anxiety states by rating. *British Journal of Medical Psychology*; 32: 50-55.
Hamilton, M. 1960 A rating scale for depression. *Journal of Neurology, Neurosurgery and Psychiatry*; 23: 56-62.
Johns, M. W. 1991 A new method for measuring daytime sleepiness: the Epworth sleepiness scale. *Sleep*; 14: 540-545.
Kessler, R. C., Adler, L., Ames, M., Demler, O. Faraone, S., Hiripi, E., Howes, M. J., Jin, R., Secnik, K., Spencer, T., Ustun, T. B., & Walters, E.E. 2005 The World Health Organization Adult ADHD Self-Report Scale (ASRS): a short screening scale for use in the general population. *Psycholgical Medicine*; 35: 245-256.
Kessler, R. C., Barber, C., Beck, A. T., Berglund, P., Cleary, P.D., McKenas, D., Pronk, N., Simon, G, Stang, P., Ustun, T. B., & Wang, P. 2003 The World Health Organization Health and Work Performance Questionnaire (HPQ). *Journal of Occupational and Environmental Medicine*; 45: 156-174.
Kessler, R. C., Lane, M., Stang, P. E., & Van Brunt, D. L. 2009 The prevalence and workplace costs of adult attention deficit hyperactivity disorder in a large manufacturing firm. *Psychological Medicine*; 39: 137-147.
Leon, A.C., Olfson, M., Portera, l., Farber, L., & Sheehan, D. V. 1997 Assessing psychiatric impairment in primary care with the Sheehan Disability Scale. *International Journal of Psychiatry in Medicine*; 27: 93-105.
Liebowitz, M. R. 1987 Social phobia. *Modern Problems of Pharmacopsychiatry*; 22: 141-173.
McCann, B. S., Scheele, L., Ward, N., & Roy-Byrne, P. 2000 Discriminant validity of the Wender Utah Rating Scale for attention-deficit/hyperactivity disorder in adults. *Journal of Neuropsychiatry and Clinical Neurosciences*; 12: 240-245.
Nylander, L., Holmqvist, M., Gustafson, L., & Gillberg, C. 2009 ADHD in adult psychiatry. Minimum rates and clinical presentation in general psychiatry outpatients. *Nordic Journal of Psychiatry*; 63: 64-71.
Oosterloo, M., Lammers, G. J., Overeem, S., de Noord, I., & Kooij, J. J. 2006 Possible confusion between primary hypersomnia and adult attention-deficit/hyperactivity disorder. *Psychiatry Research*; 30: 143, 293-297.
Reimherr, F. W., Marchant, B. K., Strong, R. E., Hedges, D. W., Adler, L., Spencer, T. J., West, S. A., & Soni, P. 2005 Emotional dysregulation in adult ADHD and response to atomoxetine. *Biological Psychiatry*; 58: 125-131.
Reimherr, F. W., Williams, E. D., Strong, R. E., Mestas, R., Soni, P., & Marchant, B. K. 2007 A double-blind, placebo-controlled, crossover study of osmotic release oral system methylphenidate in adults with ADHD with assessment of oppositional and emotional dimensions of the disorder.

Journal of Clinical Psychiatry; 68: 93-101.

Resnick, R. J.　2000　*The hidden disorder : A clinician's guide to attention deficit hyperactivity disorder in adults*. American Psychological Association: Washington, DC.［大賀健太郎・霜山孝子（監訳），紅葉誠一（訳）　2003　成人のADHD臨床ガイドブック．東京書籍．］

Retz, W., Thome, J., Blocher, D., Baader, M., & Rösler, M.　2002　Association of attention deficit hyperactivity disorder-related psychopathology and personality traits with the serotonin transporter promoter region polymorphism. *Neuroscience Letters*; 319: 133-136.

Robison, R. J., Reimherr, F. W., Marchant, B. K., Faraone, S. V., Adler. L. A., & West, S. A.　2008　Gender differences in 2 clinical trials of adults with attention deficit/hyperactivity disorder: a retrospective data analysis. *Journal of Clinical Psychiatry*; 69: 213-221.

Rosvold, H. E., Mirsky, A. F., Sarason, I. Bransome, Jr., Edwin, D., & Beck, L. H.　1956　A continuous performance test of brain damage, *Journal of consulting Psychology*; 20: 343-350.

Sanford, J. A. & Turner, A.　1996　*Integrated visual and auditory continuous performance test*. Author; Richmond, VA.

Sheehan, D. V.　1983　*The Anxiety Disease*. Scribner's; NY.

Spielberger, C. D., Gorsuch, R. L., & Lushene, R. E.　1970　*Manual for State-Trait Anxiety Inventory (Self-Evaluation Questionnaire)*. Consulting Psychologists Press; California.［肥田野 直・福原眞知子・岩脇三良・曽我祥子・Spielberger, C. D.　2000　新版STAIマニュアル．実務教育出版．］

Suzuki Y. et al.　2003　Reliability, validity and standardization of the Japanese version of the Social Adjustment Scale-Self Report. *Psychiatry Clinical Neuroscience*; 57: 441-446.

津島靖子・眞田　敏・柳原正文　2008　注意機能の測定に用いられるContinuous Performance Testに関する文献的研究――測定条件の違いが成績に及ぼす影響．岡山大学教育学部研究集録，137：125-131.

Ward, M. F., Wender, P. H., & Reimherr, F. W.　1993　The Wender Utah Rating Scale: An aid in the retrospective diagnosis of attention deficit hyperactivity disorder. *American Journal of Psychiatry*; 150: 885-890.

Weiss, M., Hechtman, L. T., & Weiss, G.　1999　*ADHD in adulthood : A guide to current theory, diagnosis, and treatment*. Johns Hopkins University Press; Baltimore, Md.

Weissman, M. M. & Bothwell, S.　1976　Assessment of social adjustment by patient self-report. *Archives of General Psychiatry*; 33: 1111-1115.

Weissman, M. & MHS Staff　1999　*Social Adjustment Scale-Self Report (SAS-SR) User's Manual*. Multi-Health Systems; Toronto.

Wender, P. H.　1985　The AQCC (Adult Questionnaire Childhood Characteristics) scale. *Psychopharmacology Bulletin*; 21: 927-928.

Wender, P. H.　1995　*Attention deficit hyperactivity disorder in adults*. Oxford University Press; NY.［福島章・延与和子（訳）　2002　成人期のADHD――病理と治療．新曜社．］

World Health Organization (WHO)　1992　*The 10th revision of the International Classification of Diseases and Related Health Problem* (ICD-10). Author; Geneva.

山下未来・荒木田美香子　2006　Presenteeismの概念分析および本邦における活用可能性．産業衛生学雑誌，48：201-213.

◆ 第9章 ◆

大人の ADHD の半構造化面接
CAADID™ 日本語版

中村和彦

Kazuhiko Nakamura

はじめに

　コナーズ成人 ADHD 診断面接（CAADID™: *Conners' Adult ADHD Diagnostic Interview for DSM-Ⅳ*™; Epstein et al., 2001）日本語版について，『CAADID™ 日本語版　マニュアル』を抜粋しながら解説する。

　注意欠如・多動症*（注意欠如・多動性障害，Attention-Deficit/Hyperactivity Disorder：ADHD）は，思春期以降は症状が落ち着くと考えられていたが，1980年代〜 1990 年代に行われた一連の研究より，ADHD と診断された子どもの 50 〜 65％には，成人後も症状がみられることが明らかになった。さらに，教育や職業における達成度の低さ，不安定就労，薬物乱用，反社会的行動のリスクがあることがわかった。大人の ADHD の症状には子どもでみられる多動性，衝動性，および不注意と類似するものがある。それ以外の症状は，気分，社会的要因，心理問題に関連するものである。具体的に示すと，多動性に関連する症状として〈リラックスできない。眠りが浅い。過剰に活動的なライフスタイル。絶えず無意味に手足を動かす。強迫的，刺激希求的，あるいは反社会的行動〉，衝動性に関連する症状として〈抑制が効かない。アルコール，あるいはほかの薬物（特にカフェ

---

* 『DSM-5 精神疾患の診断・統計マニュアル』（日本精神神経学会［日本語版用語監修］，髙橋三郎・大野裕［監訳］，医学書院，2014）による。

イン）の乱用。家庭内暴力。結果をよく考えずに話す,あるいは意思を決定する〉,不注意に関連する症状として〈物事の整理ができず,非効率的。物事を先延ばしにする。先の計画をたてられない。物忘れをする。複数の作業を一度にこなせない。作業遂行にかかる時間を読み誤る。作業を終えられない。気が散りやすい。長い説明を理解できない〉,その他の症状として〈急激な気分の変化や過度の興奮性。短気。自尊心が低い。自己不全感が強い。欲求不満耐性が低い。常に荷が重いと感じている。頑固。運転中の交通違反。仕事や人間関係を継続させるのが困難。本来の能力に見合った職業に就くことができない〉などがある。今までこれらの症状を伴う大人のADHDを適切に診断するツールがなかった。DSM-Ⅳ (*Diagnostic and Statistical Manual of Mental Disorders, 4th edition*; American Psychiatric Association: APA, 1994) は4～16歳の子どもおよび青年を対象にしたフィールドテストにもとづいて作成されているので,大人のADHDへのDSM-Ⅳの診断基準の適用には多くの点で疑問がある。ゆえに大人のADHDのアセスメントに有用なカテゴリー式の面接法を開発することが必要とされた。

　CAADID日本語版は,大人にみられるADHDに関連する症状や行動を複数領域にまたがり測定する手段である。病院外来,居住型治療施設,刑務所,精神科病院,個人診療所などさまざまな場で,日常的なスクリーニング検査の一環として利用できる。また,治療中のADHD症状の変化の観察にも有用である。CAADID日本語版のようなアセスメントツールを利用する人は,心理アセスメントの解釈の基本原則と限界について理解していることが不可欠である。臨床的判断を行う必要があるため,心理学や精神医学,社会福祉学の専門学位を有する専門家や医師が面接を実施しなくてはならない。

1. CAADIDの開発

　大人のADHDをアセスメントするための面接形式は,子どものアセスメントと本質的に異なる。子どものADHDの面接では診断基準の決定が保護者と教師の報告に依存する。すなわち,子どもは面接の過程に関与しない。しかし,大人のアセスメントの場合は症状の自己報告を患者本人から得る必要がある。家族

などからの情報も必要だが，面接での主たる情報提供者は本人である。CAADIDは患者本人に適した形式と言葉からなるアセスメントとして構成された。

最初に，大人のADHDの診断基準の選定として，DSM-Ⅳの基準が用いられている。利点は，同様の行動上の症状を幅広い年齢で追いかけられること，診断基準は子どもや青年のサンプルによって妥当性が認められていること，DSM-Ⅳを用いた大人のADHDの研究があること，DSM-Ⅳが普及していることである。

次に，大人のADHDアセスメントに必要なもう1つの要素は，小児期のADHD症状の存在の確認である。ゆえにCAADIDによる面接は，成人期と小児期の両方について，ADHDの診断基準を査定するものとなっている。

そして，面接で重要な最後の要素は，成人患者の背景情報と成育歴の総合的な情報を得ることである。ADHDの症状は状況に依存する。そのため，学校や仕事，結婚，精神科既往歴などの成育歴を理解することは不可欠である。

2. ADHDのアセスメントの留意点

子どものADHD同様，大人のADHDのアセスメントにも過剰診断があることに留意する。ゆえに，患者の症状が同年代に比べて顕著かどうかを判断する。次に，ADHDの大人はADHDの子どもより高い率で併存障害をもっているので，併存障害に伴うADHD様の症状である可能性を鑑別する必要がある。さらに，ADHDの症状は環境的な要因によって一時的に出現することがあるので，生涯を通じて現れている症状であるかを確認する必要がある。大人においては，DSM-5ではすでに症状数が配慮されたが，症状数が子どもの時と比べて減少している場合があるので留意する。DSMに記載されている症状は，子どもの症状にもとづくものが多いので，大人の症状に置き換えてあてはまるかどうかを判断する必要がある。CAADID日本語版には具体的に大人の症状に置き換えた症状が例示してあるので参考にするとよい。大人のADHDと診断される前提として，小児期のADHD診断が必要である。CAADID日本語版は小児期と成人期のADHDを両方同時に診断できるように開発されている。患者の小学生時代の症状を思い出させると，より正確である。

3. CAADID 日本語版の実施とスコアリング

(1) CAADID 日本語版の実施方法

CAADID 日本語版はパートⅠとパートⅡに分かれており，それぞれ専用の検査用冊子を用いて実施する．検査の実施には2通りの方法がある．

【方法1】パートⅠとパートⅡの両方を臨床面接として実施する．

【方法2】面接に先立ち，あらかじめ患者にパートⅠを質問紙として記入してもらう．面接では，最初にパートⅠを患者と一緒に再確認し，その上でパートⅡを患者に実施する．

(2) 所要時間

パートⅠは60〜90分程度(再確認には，30〜60分程度)．パートⅡは60分程度．

(3) パートⅠ（生活歴）の実施

パートⅠの目的は，妊娠中から現在までの患者の生活歴を簡潔かつ包括的に把握することにある．質問と回答は，簡潔に回答できるような体裁になっており，回答のほとんどは「はい」「いいえ」の形式で示される．

パートⅠでは，患者の背景情報，成育歴，ADHD の危険因子，および併存障害のスクリーニングという4つの項目に関して情報を集める．「背景情報」では，出身地や保護者の職業，患者の現在の職業，家族背景など，過去および現在の患者の症状の背景を知る．「成育歴」では，患者の学校時代の様子や職歴，人間関係について質問し，症状の出現背景や，困難を示す領域を特定する．「ADHDの危険因子」ではADHD症状の発現にかかわっている要因を明らかにする．ADHDの行動は，遺伝的影響，新生児期や周産期の脳損傷，正常範囲内の気質の個人差，環境上の危険因子と保護因子といったさまざまな危険因子の複雑な相互関係の結果として現れる．「併存障害のスクリーニング」では，ADHD としばしば併存する障害の有無を調べる．併存障害は，ADHD の診断に必要な症状と重複する症状をもつ．重要なのはADHDにみえる症状が併存障害の症状でないことを見極めることである．一般に大人の場合，ADHDが最初に現れ，その後

に併存障害が出現する。併存障害のスクリーニングの質問への患者の回答にもとづき，ADHDの症状の現れ方に影響を及ぼす可能性のある別の障害の有無を見極める。この情報は，DSM-ⅣのADHDの診断基準Eの判断にも用いられる。

(4) パートⅡ（診断基準）の実施

パートⅡの目的は，患者がDSM-ⅣのADHD基準A～Dに該当するかどうかを判断することである。パートⅡは3つの部分で構成されている。最初の部分では，DSM-Ⅳの不注意の症状の有無（基準A），その発症年齢（基準B），および広汎性（基準C）を評価する。次の部分では，多動性-衝動性について基準A～Cの評価を行った後，不注意と多動性-衝動性の症状が合わさることで生じる障害（基準D）について評価する。最後に，パートⅡのまとめとスコアリングのための「サマリーシートとスコアリングのルール」により，診断基準を満たすか判断する。

ADHD症状の存在を判断する際の一般原則は，ある症状が存在し，臨床上意味をもつとするには，他の同年代の人より症状の引き起こす問題が多い必要があるということである。成人期と小児期の症状の有無は別々にアセスメントする。基準Bの発症年齢の判断については，不注意症状と多動性-衝動性のそれぞれに関して，発症年齢を記述する。ADHDは完全寛解期のない持続性の障害である。基準CのADHD症状の広汎性の判断は，不注意症状と多動性-衝動性の領域で別々に，ADHD症状の起きる環境がいくつ存在するかを判断する。基準DのADHD症状に起因する障害のレベルの判断は，不注意と多動性-衝動性の領域を分けることが難しいため，2つの領域を一緒にして障害の総合的なレベルを決定する。ADHD症状の程度の判定は，小児期と成人期に分けて行う。小児期では，学校での行動，家庭での行動，社会的な行動，自己感覚・自己概念・自尊心のそれぞれの領域について，どの程度障害されていたか臨床的判断をする。次に，障害のレベルを総合的に判断して，「正常,障害なし」「境界域の障害」「軽度の障害」「中等度の障害」「著しい障害」「重度の障害」「最重度，非常に深刻な障害」の中から最も適切な程度を決定する。成人期では，学校・職場での行動，家庭での行動，社会的な行動，自己感覚・自己概念・自尊心のそれぞれの領域について，どの程度障害されているか臨床的判断をする。次に，障害の総合的なレベルについ

て，小児期と同様に程度を決定する。

(5) サマリーシートとスコアリングのルール

主な目的は，パートⅡのスコアリングであり，DSM-Ⅳによる診断の有無の判断に役立つ。

(6) 検査の実施とスコアリングに関する注意点

どんなアセスメントも面接から得られた情報のみに依存すべきではない。評価尺度や直接観察法，神経心理学的検査などから得た他の情報も含めなくてはならない。コナーズ成人ADHD評価スケール（*Conners' Adult ADHD Rating Scales*: CAARS™; Conners et al., 1998）日本語版は，自己記入式と観察者評価式の2種類の用紙からなる記入式の評価尺度で，不注意，記憶，多動性，衝動性，対人関係の問題，気分の問題，および実行機能に関する項目が含まれている。また，DSM-ⅣのADHDの診断基準に直結している項目もある。ゆえに，CAADID 日本語版の補足の情報を得るのに役立つ。

4. CAADID 日本語版の解釈

CAADID 日本語版の結果の解釈に際しては，次の6つのステップに従う。

1. CAADID 日本語版への回答の妥当性をアセスメントする

患者の回答の妥当性を判断するために最も有効な方法は，同じ内容について患者以外の人からも報告を得ることである。面接中の質問への回答が正確か，そして患者の真の心理的特徴を正しく反映しているかを見極めるのは臨床家の義務である。

2. 危険因子，症状の経過，および報告された問題の背景を十分に把握する

大人のADHDは小児期に発症する発達障害であるため，障害の経過を知り，過去から現在までの症状の背景を理解するために，患者の完全な成育歴を把握することが必須である。

3. サマリーシートを使って ADHD の診断プロフィールを判断する

「サマリーシートとスコアリングのルール」に従うことで，DSM-Ⅳ の ADHD の診断の有無と，ADHD のサブタイプが明らかになる。大人になってから発症する ADHD はない。DSM-Ⅳ に発症年齢の基準が存在するのには正当な理由がある。ADHD は生涯にわたる発達の問題であり，ADHD の成人には小児期に何らかの問題があったはずである。妥当な ADHD の診断を受けるには，必ず症状が 16 歳未満の小児期のある時期に存在していなくてはならない。

4. 鑑別診断の分析

ADHD 患者は併存障害をもつことが多い。ゆえに，併存障害がなかった時期，併存障害が軽減しているときに ADHD の症状とそれに起因する障害が存在していたかどうかをアセスメントすることが重要である。

5. 入手可能な他の情報と結果を統合する

CAADID 日本語版は，複数の情報提供者による包括的で多様なアセスメントバッテリーの一部として使用すべきである。保護者による過去の報告は，直接会って面接を行ったり，電話をすることで得られる。また，配偶者や恋人，同僚，親友など，患者と接する機会の多い大人からは，直接会ったり，電話をしたり，CAARS 日本語版観察者評価用紙に記入してもらうことで情報が得られる。情報を補うため，ADHD 行動の多次元的アセスメント，例えば CAARS 日本語版自己記入式用紙に記入してもらう。本人に追加資料があれば持参してもらう。例えば，過去の心理検査の結果や医学または精神医学の所見，成績表や教師からの手紙，学力試験の結果，最近の健康診断の結果，業務査定など。上記の情報を可能なかぎり収集したら，正確かつ包括的な患者のプロフィールを構築するためにこれらの情報を統合する。

6. 適切な介入や治療方略の決定

アセスメントの過程は治療過程の最初の一歩に過ぎない。確定診断は，障害の原因となる症状に焦点を当てた何らかの介入や治療の必要性を示唆している。このような介入に関する指針は，一般的にアセスメントの過程の最後やアセスメン

トレポートの治療指針の項目への記載，またはその両方によって患者に伝えられる。ADHD にはさまざまな治療法がある。薬物療法と行動主義にもとづく心理社会的治療の両方が非常に有効であることがわかっている。

5．CAADID 日本語版の利点と課題

　大人の ADHD は併存障害によって診断がつきにくかったり，大人を診ている精神科医は子どもの頃のことをたずねるのが苦手な場合もある。CAADID 日本語版は，パートⅠ，パートⅡに分かれており，家族歴，既往歴，生活歴，現病歴や子どもの頃と現在の状況を，診断基準にもとづいて細かく確認できるほか，ADHD 症状の具体例が挙げられ，非常に使いやすいツールである。現在は，大人の ADHD に使用できる薬剤も 2 剤販売されているので，ADHD 症状に伴い障害に苦慮されている人に対して，治療的な試みは重要なことと考えられる。

　今回，DSM-Ⅳから DSM-5 に改訂されたが，CAADID などを参考に大人の症状の具体例が示されたこと，不注意症状と多動性−衝動性症状のいずれにおいても該当症状数が 6 個から 5 個に減ったこと，および症状発現年齢が 7 歳以前から 12 歳以前に引き上げられたことにより，診断がつけやすくなった。従来 CAADID 日本語版では，DSM-Ⅳで診断基準を満たす症状が揃わないときは，全く診断をつけないよりは「特定不能 ADHD」「ADHD 部分寛解」と診断したほうが，治療指針を考える上で有益と考えられていたが，今後は DSM-5 にもとづき，大人の ADHD と診断されて治療に結びつく人が多くなると思われる。

● **CAADID（カーディッド）日本語版**
J. Epstein, D. E. Johnson, & C. K. Conners 開発／中村和彦 監修／染木史緒・大西将史 監訳／金子書房 発行
検査様式：半構造化面接
対象年齢：18 歳以上
構　　成：(検査用冊子) パートⅠ：生活歴／パートⅡ：診断基準
所要時間：回答／確認・採点　各 60 〜 90 分程度
＊ CAADID 日本語版の購入・実施には一定の要件を満たしている必要があります。詳細は金子書房ホームページ（http://www.kanekoshobo.co.jp）をご確認ください。

参考文献

American Psychiatric Association（APA） 1994 *Diagnostic and Statistical Manual of Mental Disorders, 4th edition*（DSM-Ⅳ）. Author; Washington, DC.

Conners, C.K., Erhardt, D., & Sparrow, E. 1998 *Conners' Adult ADHD Rating Scales*（CAARS™）. Multi-Health Systems; Toronto.［中村和彦（監修），染木史緒・大西将史（監訳） 2012 CAARS™ 日本語版．金子書房．］

Epstein, J., Johnson, D. E., & Conners, C.K. 2001 *Conners' Adult ADHD Diagnostic Interview for DSM-Ⅳ*™（CAADID™）. Multi-Health Systems; Toronto.［中村和彦（監修），染木史緒・大西将史（監訳） 2012 CAADID™ 日本語版．金子書房．］

◆ 第10章 ◆

大人のADHDの症状重症度評価尺度
CAARS™ 日本語版

大西将史・染木史緒
Masafumi Ohnishi & Fumio Someki

はじめに

　わが国では，発達障害への関心が高まるのに呼応して，大人の発達障害，特に大人の注意欠如・多動症*（注意欠如・多動性障害，Attention-Deficit / Hyperactivity Disorder：ADHD）が注目を集めるようになった。そのきっかけの1つとして，子どもの行動上の問題を理由に医療機関を訪れた親が，子どもの示す問題が自身の子ども時代の様子と類似していることに気づき，思いがけず自身のADHDを疑うようになる場合がある。あるいは，持ち物や金銭，時間の管理ができないために職場や家庭でトラブルになり，インターネットやテレビ等で情報を得た結果，自分はADHDではないかと医療機関に相談に訪れる場合もある。これらのケースの何割かは，詳細なアセスメントの結果，実際に大人のADHDの診断基準を満たす。また近年は，ADHD症状の自覚はなくても，その二次障害である不安症*（不安障害）や気分障害のため医療機関を訪れたところ，思いがけずADHDと診断されることも増えている。これは，成人の精神医療に携わる専門家の間で，大人の発達障害に関する知識が浸透した結果といえよう。このように，一般的にも専門家の間でも発達障害への関心が高まることで，それまで

---

* 『DSM-5 精神疾患の診断・統計マニュアル』（日本精神神経学会［日本語版用語監修］，髙橋三郎・大野裕［監訳］，医学書院，2014）による。

は困難を抱えながらも自身の発達障害に気づかなかった潜在的な患者が，診断を受け，適切な支援を受けることができるような体制が徐々にではあるが整いつつある。

その一方で，わが国ではまだ大人のADHD症状のアセスメントが十分に行われているとはいいがたい。その大きな理由の1つが，最近まで信頼性と妥当性の高い標準化された大人のADHDのアセスメント尺度が存在しなかったことである。アセスメントにより患者の状態像を詳細に把握することは，適切な支援の第一歩である。どのような症状がどの程度存在し，それがどのように日常生活に影響を与えているかを踏まえた上でなくては，薬物・精神療法などの治療方針を決定することはできない。また治療開始後も，それぞれの介入の効果を評価していく必要がある。良いアセスメント尺度がなければ，これらの作業はそれぞれの専門家の主観的な判断に大きく依存せざるを得ない。

大人のADHDの現れ方は，子どものADHDとは異なる（American Psychiatric Association: APA, 2013）。まず，大人のADHD症状は不注意が中核となってくる。さらに，生活環境の異なる子どもと大人では，不注意の症状が与える影響も異なる。子どもには親や教師といった監督者が存在する。また，学校の教室のように構造化された場所で過ごす時間が長く，時間割など大人が決めたスケジュールに従うことがほとんどである。そのため，物忘れやだらしなさ，時間管理の苦手さなど不注意に起因する問題は比較的目立ちにくい。反対に，大人には個人差はあるものの，複数の作業を同時進行する，見通しを立てて全ての作業を期限内に終えるなどの自己管理能力が求められる。それにより，子ども時代には目立たなかったADHDの症状，特に子どもでは見落とされがちな不注意症状が顕在化してくる場合もある。先にも述べたが，大人になって初めてADHDの存在に気づく場合，このようなケースが多い。

また，症状の現れ方自体も，大人と子どもでは大きな差がある。現在日本でADHDの診断に用いられている基準はアメリカ精神医学会による「精神疾患の診断・統計マニュアル（*Diagnostic and Statistical Manual of Mental Disorders, 5th edition*: DSM-5）」と世界保健機関（World Health Organization：WHO）による「ICD-10 精神および行動の障害──臨床記述と診断ガイドライン（*The ICD-10 Classification of Mental and Behavioural Disorders*）」の2つだが，いずれも当初は小

児のADHDを念頭に置いて作成された。そのため，「席についていることを求められる場面でしばしば席を離れる」など，成人にはよほどの重症例でない限り該当しないと思われる項目もある。2013年5月に刊行されたDSM-5では，青年期や成人期も考慮に入れた記述に変更されている項目もあるが，診断基準自体が改訂されたわけではない。ただし，それぞれの基準（不注意，多動性および衝動性）について，17歳以上は6項目ではなく5項目以上が該当すれば診断基準を満たすとされた。しかし，元来小児の行動に基づいて開発された診断基準をもとに大人のADHDの症状を評価するのは難しい。

大人のADHDの症状を適切に把握するためには，家庭や職場，大学，余暇活動の場など多様な社会的文脈の中で，実際にどのような症状が現れるかを，大人を対象とした調査によって明らかにしておく必要がある。このような観点から，欧米では，十年以上前から大人のADHDに特化したいくつかのアセスメントスケールが開発され，それらの中には，大規模なサンプルによる標準化が行われているものもある。代表的なものとしては，Ward, Wender, & Reimherr（1993）による *Wender-Utah Rating Scale*（WURS），同じグループ（Reimherr et al., 2005）により開発された *Wender-Reimherr Adult Attention Deficit Disorder Scale*（WRAADDS），Brown（1996）による *Brown ADD Scale*，Connersら（1999）による *Conners' Adult ADHD Rating Scales*（CAARS™），Kesslerら（2005）による *Adult ADHD Self Report Scale-V1.1*（ASRS-V 1.1）などがある（表10-1）。

筆者らはこれらの中で，十分な信頼性と妥当性を備えている点，大規模サンプルによる標準化が行われている点，臨床および研究において使用頻度が高い点などを考慮し，Connersら（1999）によるCAARSの日本語版を開発した。以下では，CAARSの特徴，CAARS日本語版の開発過程および使用方法について述べる。

1. CAARSの特徴

CAARSは，DSM-Ⅳ（APA, 1994）の診断基準にもとづいて大人のADHDの症状を量的に評価する筆記形式の尺度である。

CAARSには，自己記入式（Self-report：CAARS-S）と，観察者評価式（Observer-

表 10-1 大人の ADHD の症状の程度を測定する評価尺度

尺度および診断基準の名前	形式	項目および下位尺度	作成者および発表年
1. Wender-Utah Rating Scale（WURS）	・自己評価 ・小児期回顧評定と成人期現在評定 ・5段階評定（0〜4点）	・フルバージョン 61 項目 　行動（42 項目），体調（7 項目），学校（12 項目） ・ショートバージョン 25 項目 　（定型群，うつ病群との弁別性に優れた項目）	Ward, M. F., Wender, P. H., & Reimherr, F. W., 1995
2. Wender-Reimherr Adult Attention Deficit Disorder Scale（WRAADDS）	・半構造化面接 ・成人期現在評定 ・5段階評定（0〜4点）	・7 領域の主要な症状 　① hyperactivity, ② inattention, 　③ impulsivity, ④ disorganization, 　⑤ emotional lability, ⑥ temper, 　⑦ emotional overreactivity 　（因子分析により① Attention/disorganization, ② Hyperactivity/impulsivity, ③ Emotional dysregulation の 3 つにまとめられる）	Reimherr, F. W. et al., 2005
3. Conners' Adult ADHD Rating Scale（CAARS™）	・自己評価と観察者評価 ・成人期現在評定 ・4段階評定（0〜3点）	(1) Long Form（66 項目） ・Factor-Derived Subscales 　① Inattention/Memory Problems（12 項目） 　② Impulsivity/Emotional Lability（12 項目） 　③ Hyperactivity/Restlessness（12 項目） 　④ Problems with Self-Concept（6 項目） ・DSM-Ⅳ ADHD Symptom Subscales 　① Inattentive Symptoms（9 項目） 　② Hyperactive-Impulsive Symptoms（9 項目） 　③ Total ADHD Symptoms（18 項目） ・ADHD Index（12 項目） ・Inconsistency Index（2 項目×8 組） (2) Short Form（26 項目） ・Factor-Derived Subscales 　① Inattention/Memory Problems（5 項目） 　② Impulsivity/Emotional Lability（5 項目） 　③ Hyperactivity/Restlessness（5 項目） 　④ Problems with Self-Concept（5 項目） ・ADHD Index（12 項目） ・Inconsistency Index（2 項目×8 組） (3) Screening Form（30 項目） ・DSM-Ⅳ ADHD Symptom Subscales 　① Inattentive Symptoms（9 項目） 　② Hyperactive-Impulsiveness Symptoms（9 項目） 　③ Total ADHD Symptoms（18 項目） ・ADHD Index（12 項目） いずれも性別・年齢層ごとに標準値（T 得点）を設定	Conners, C. K., Erhardt, D., & Sparrow, D., 1999
4. Adult Self Report Scale-V1.1（ASRS-V 1.1）	・自己評価 ・成人期現在評定 ・5段階評定 （項目によるスクリーニング基準あり）	・フルバージョン（18 項目：PartA, PartB） ・スクリーニングバージョン（6 項目：PartA のみ） カットオフ値：基準となる選択肢を 6 項目中 4 項目以上選択	Kessler, R. C. et al., 2005（World Health Organization）
5. Brown ADD scale	・観察者評価 ・成人期現在評定 ・4段階評定（0〜3点）	・40 項目（5 つの領域） Inattention, organising work, sustaining energy, managing affective interference, working memory	Brown, T.E., 1996

report：CAARS-O）がある。両方とも項目の内容はほぼ同じで，自己記入式では，「私は…」という言葉からはじまるのに対して，観察者評価式では，「評価対象者は…」という言葉からはじまるという違いがある程度である。これは，本人とその本人の日常生活の状態をよく知る配偶者や保護者などから同一の項目について情報を得ることで，大人のADHDの症状をできるだけ多層的に把握するためである。

また，CAARSには，2種類の評価用紙についてそれぞれ項目数の異なる通常版（Long Form），短縮版（Short Form），スクリーニング版（Screening Form）の3タイプがあり，全部で6種類からなる。全尺度とも，項目の内容が当てはまる程度を4段階（0〜3点）で評定する。筆者らは通常版（Long Form）の日本語版を開発したので，以下では通常版（Long Form）について紹介する。

(1) CAARS 通常版（Long Form）の尺度構成

全部で66項目あり，そこには，因子分析にもとづく4つの下位尺度（Factor-Derived Subscales）と，DSM-Ⅳの診断基準に則ったDSM-Ⅳ ADHD Symptom Subscale（2下位尺度とそれらの合計），成人期ADHDを非精神疾患群から弁別するのに適したADHD指標（ADHD Index），さらに評定者の回答が信頼できるものか判断する材料となる矛盾指標（Inconsistency Index）から構成される（表10-1）。因子分析にもとづく4つの下位尺度は，①不注意／記憶の問題（Inattention / Memory Problems：12項目），②多動性／落ち着きのなさ（Hyperactivity / Restlessness：12項目），③衝動性／情緒不安定（Impulsivity / Emotional Lability：12項目）④自己概念の問題（Problems with Self-Concept：6項目）である。DSM-Ⅳ ADHD Symptom Subscaleには，不注意症状（Inattentive Symptoms：9項目）と，多動性–衝動性（Hyperactive-Impulsive Symptoms：9項目），さらにこれらを合算した総合ADHD症状（Total ADHD Symptoms）がある。ADHD指標は，12項目の単一の尺度で，一部他の下位尺度を構成する項目が重複して含まれている。矛盾指標は，互いに内容の類似した2項目を8組選定し，それぞれの項目得点の差得点の絶対値を合計して算出される。この値が8点以上であれば，評定者の回答にムラがあることを示唆し，尺度得点の解釈に注意が必要となる。

(2) 標準得点

CAARS は，性別と年齢層によって症状の程度が異なるという観点から，それぞれのグループごとの標準得点（T 得点：平均値を 50，標準偏差を 10 にした偏差値）を設定している。年齢層は，① 18 〜 29 歳グループ，② 30 〜 39 歳グループ，③ 40 〜 49 歳グループ，④ 50 歳以上グループの 4 種類があり，性別（男性と女性の 2 種類）×年齢帯（4 種類）により 8 種類の標準得点が用意されている。

(3) 回答およびスコアリング

ほとんどの成人は，通常版 66 項目を 30 分足らずで回答できる。質問紙は両面刷りになっており，自己記入式では，氏名，性別，年齢などの情報を記入し，両面に印字された質問項目がどの程度自分に当てはまるかを 4 つの選択肢の中からそれぞれ選んで回答していく。観察者評価式では，評価対象の情報に加えて評価者自身の情報を記入し，自己記入式と同様に質問項目に回答していく。質問紙のフォーマットは複写式のクイックスコア用紙になっており，特別な道具を使うことなく，記入された回答から簡単に下位尺度得点を算出できる。また質問項目の内側には性別ごとの標準得点の換算表がとじ込まれており，対象者の性別と年齢層に対応する換算表から標準得点を得ることができる。これにより，性別や年齢の影響を統制した上で，各側面を同一尺度上で比較することが可能である。また，粗点から標準得点を得るための換算表を兼ねたプロフィール用紙は，各側面の強弱を視覚的に捉えやすいように工夫されている。

2. CAARS 日本語版の開発過程

CAARS™ 日本語版は，原版と同様の手順で作成された。すなわち，CAARS の日本語訳を作成し，内容の等価性を確認したうえで原版と同様の方法で信頼性・妥当性の検討および標準化を行った。

(1) トランスレーションとバックトランスレーション

CAARS の版権元である Multi-Health System 社との間に金子書房を通じて

CAARS日本語版標準化の契約を結んだ。共著者の染木が原版（英語）を日本語に翻訳し（トランスレーション），それを金子書房からの紹介による第三者が日本語から英語に翻訳しなおした（バックトランスレーション）。それを MHS 担当者および CAARS の開発者であるコナーズ博士（Conners, C. K.）に確認してもらい，問題のある項目は修正を行った。数度の協議を経て，最終的にトランスレーションの等価性が確認された日本語版項目を作成した。

(2) サンプルとデータの収集方法

a. 標準化サンプル

日本全国の定型発達の青年・成人（19歳以上）を母集団とした標本調査を実施した。定型発達の基準としては，知的能力に問題がないこと，身体障害や精神障害がないこととした。サンプル数については，日本全国を北海道・東北，関東，東海・北陸，関西，中国・四国，九州の6つの地域に分け，それぞれの人口分布に対応させてサンプル数を決定した。CAARS は，4つの年齢層と性別による8グループ別々の標準得点を算出するため，6つの地域ごとに8グループを設定した。また，CAARS には自己記入式と観察者評価式の2種類があるため，自己記入式に回答した調査協力者と同居する配偶者，保護者，兄弟姉妹，その他（恋人や親せきなど）に対しても調査を依頼し，ペアデータの収集を行った。さらに，調査協力者の一部のペアに，再検査信頼性の検討のために，約1カ月間隔で再度回答を求めた。

最終的に，26の都道府県においてデータを収集し，786名（男性354名，女性432名）のデータを得た（表10-2）。

表10-2 CAARS 日本語版の標準化サンプルの内訳

年齢層	男性	女性	全体
18〜29歳	96	152	248
30〜39歳	100	92	192
40〜49歳	71	92	163
50歳以上	87	96	183
全体	354	432	786

b. 大人のADHD群

CAARS日本語版の弁別性の検討を行うために，大人のADHD患者とその保護者あるいは配偶者にCAARSを実施した。19名（男性8名，女性11名）からデータを収集した。

(3) 因子構造

定型群のCAARS日本語版自己記入式と観察者評価式それぞれのデータについて，原版と同様に不注意／記憶の問題，多動性／落ち着きのなさ，衝動性／情緒不安定，自己概念問題の4因子構造を仮定して確認的因子分析を行った。その結果，自己記入式においては，適合度指標が，GFI = .76, AGFI = .74, CFI = .76であった。これは，観測変数の数が多いことによるもので，観測変数の数に影響を受けない適合度指標であるRMSEAにおいては.074であり，満足のいく値が得られた。同様に，観察者評価式においても，GFI = .75, AGFI = .73, CFI = .77, RMSEA = .075であり，満足のいく値であった。因子負荷量，下位尺度間相関の値もともに満足できる値であった。以上からCAARS日本語版の因子的妥当性が確認できた。

(4) 信頼性

a. 定型群

定型群のCAARS日本語版自己記入式と観察者評価式のそれぞれのデータについて，下位尺度のα係数を算出したところ，全ての年齢層，性別の下位尺度において十分な値が得られ（$r = .71 \sim 91$），内的整合性という面での信頼性が確認できた。同様に下位尺度の再検査信頼性係数を算出したところ，満足できる値が得られ（$r = .75 \sim 88$），両形式とも再検査信頼性を確認できた。

b. 大人のADHD群

大人のADHD群のCAARS日本語版自己記入式と観察者評価式のそれぞれのデータについて，下位尺度のα係数を算出したところ，自己評価式（$r = .75 \sim 91$），観察者評価式（$r = .89 \sim 92$）とも十分な値であった。同様に再検査信頼性係数についても，自己評価式（$r = .75 \sim 94$），観察者評価式（$r = .78 \sim 92$）とも十分な値であった。よって，大人のADHD群においてもCAARS日本語版の

信頼性が確認できた。

(5) 妥当性

a. 相関分析

定型群のCAARS日本語版自己記入式と観察者評価式の下位尺度間相関を算出したところ、両形式の対応する下位尺度間に.30程度の正の相関が得られ、CAARS日本語版の構成概念妥当性が確認できた（表10-3）。また、CAARS自己記入式とBDI-Ⅱ（Beck et al., 1996；小嶋ら, 2002）との間にも弱から中程度の正の相関が得られた（表10-3）。大人のADHDは気分障害との併存が多いことから（Resnick, 2000）、この結果もCAARSの構成概念妥当性を示唆するものである。

b. 定型群と大人のADHD群の得点の比較

男女ごとに、定型群と大人のADHD群のCAARS日本語版自己記入式および観察者評価式の得点を比較した（表10-4）。両形式ともに、大人のADHD群の得点が非常に高かった。t検定の結果、自己記入式においては、全ての下位尺度において大人のADHD群の得点が有意に高かったが、観察者評価式においては、有意差が見られない下位尺度もあった。これは、大人のADHD群のサンプル数が小さいことによるものであり、効果量d（Cohen, 1988）に着目すると、いずれも大きな値が得られ、両群の差異が明確であった。この結果から、CAARS日本語版自己記入式と観察者評価式の全ての下位尺度は、定型群と大人のADHD群に

表10-3 CAARS日本語版 自己記入式と観察者評価式およびBDI-Ⅱの相関

	自己記入式							
	1	2	3	4	5	6	7	8
観察者評価式								
1 不注意／記憶の問題	**.37*****	.20***	.26***	.12**	.27***	.35***	.19***	.30***
2 多動性／落ち着きのなさ	.12**	**.38*****	.18***	-.04	.17***	.18***	.31***	.26***
3 衝動性／情緒不安定	.09*	.16***	**.28*****	.05	.18***	.14***	.15***	.16***
4 自己概念の問題	.23***	.10***	.21***	**.34*****	.29***	.25***	.09*	.19***
5 ADHD指標	.25***	.24***	.29***	.17***	**.31*****	.28***	.21***	.27***
6 DSM-Ⅳ不注意型症状	.30***	.20***	.25***	.11**	.26***	**.32*****	.22***	.29***
7 DSM-Ⅳ多動性-衝動性型症状	.11*	.26***	.21***	-.01	.18***	.17***	**.27*****	.23***
8 DSM-Ⅳ総合ADHD症状	.23***	.25***	.25***	.06	.24***	.27***	.26***	**.29*****
BDI-Ⅱ	.42***	.28***	.49***	.57***	.55***	.44***	.37***	.44***

$^{*}p<.05$, $^{**}p<.01$, $^{***}p<.001$

表 10-4 CAARS 日本語版 自己記入式と観察者評価式における定型群と大人の ADHD 群の比較

	定型群							大人の ADHD 群							群比較					
	男性			女性				男性			女性				男性			女性		
	N	M	SD	N	M	SD	N	M	SD	N	M	SD	t	d	t	d
自己記入式																				
不注意/記憶の問題	350	9.82	5.71	429	9.71	6.12	8	27.25	7.69	11	26.82	5.27	8.47***	3.03	9.18***	2.80
多動性/落ち着きのなさ	349	9.06	5.71	428	6.49	4.46	7	16.57	7.52	11	19.82	6.21	3.43***	1.31	9.69***	2.96
衝動性/情緒不安定	348	9.44	5.45	425	9.22	5.93	8	20.88	10.75	11	24.55	6.01	3.00*	2.04	8.45***	2.58
自己概念の問題	353	6.17	4.02	429	6.97	4.36	8	14.38	5.93	11	13.45	4.03	5.65***	2.02	4.88***	1.49
ADHD 指標	353	8.84	5.42	425	8.35	5.57	8	23.13	8.11	11	26.55	3.17	7.28***	2.60	10.79***	3.30
DSM-IV 不注意型症状	352	5.51	4.22	428	4.99	4.13	8	17.38	6.30	11	20.09	3.62	7.76***	2.77	12.01***	3.67
DSM-IV 多動性-衝動性型症状	351	4.61	3.78	428	3.39	3.08	8	11.75	8.61	11	12.91	5.87	2.34**	1.82	5.36***	3.00
DSM-IV 総合 ADHD 症状	349	10.11	7.29	424	8.32	6.57	8	29.13	13.78	11	33.00	5.92	3.89***	2.54	12.33***	3.77
観察者評価式																				
不注意/記憶の問題	348	7.56	5.93	428	8.03	6.21	7	17.57	9.38	8	17.88	8.71	2.81*	1.67	4.41***	1.57
多動性/落ち着きのなさ	347	6.14	5.15	424	5.47	4.24	7	10.71	10.29	8	12.38	8.12	1.17	0.87	2.40*	1.59
衝動性/情緒不安定	345	6.78	6.07	421	7.52	6.22	7	12.86	10.75	8	17.50	8.75	1.49	0.98	4.46***	1.59
自己概念の問題	350	3.03	3.42	427	3.74	3.30	8	10.38	5.76	8	8.63	5.04	3.59***	2.11	4.11***	1.47
ADHD 指標	348	6.12	5.22	426	6.42	5.00	7	16.43	9.73	8	18.13	8.76	2.80*	1.93	3.77**	2.30
DSM-IV 不注意型症状	351	3.34	3.61	425	3.80	3.96	8	11.50	7.87	8	12.63	6.37	2.92	2.18	3.91**	2.20
DSM-IV 多動性-衝動性型症状	349	3.00	3.31	424	3.10	3.27	8	7.38	7.44	8	8.13	7.49	1.66*	1.27	1.89	1.49
DSM-IV 総合 ADHD 症状	347	6.32	6.22	417	6.92	6.64	8	18.88	13.75	8	20.75	11.73	2.58*	1.95	3.32*	2.05

*$p < .05$, **$p < .01$, ***$p < .001$

対する優れた弁別性を備えており妥当性を有していると考えられる。

(6) 標準得点の算出

　標準得点は，グループごとに，各下位尺度得点を25から90までの値を取るT得点（偏差値）に換算することで得られる。評価用紙にとじ込まれたプロフィール用紙には，各下位尺度のありうる全ての粗点に対応する標準得点が性別・年齢層ごとに示されており，これを用いて標準得点を求めることができる。

　なお，現在出版されているCAARS日本語版は，自己記入式と観察者評価式ともに515名の一般サンプルのデータにもとづいて8グループの標準得点を算出した。中にはサンプルサイズが50前後と小さいグループもあるため，今後，上で紹介した786名分のデータを用いて再度標準化を行う予定である。

3. CAARS 日本語版の使用上の注意

　ここでは，『CAARS™ 日本語版 マニュアル』にもとづいて，CAARS 日本語版の使用方法と注意点を紹介する。

　CAARS 日本語版は，病院などにおいて大人のADHDの診断をする際の症状把握手段としてはもちろん，治療中の症状の変化を観察することを通じて治療効果の判定を行う場合にも有用である。さらに，コナーズらによると，CAARSは病院外来，居住型治療施設，刑務所，精神科病院，個人診療所などさまざまな場で，日常的なスクリーニング検査の一環としても利用可能である。昨今のわが国においては，大学などの高等教育機関において発達障害者の増加が指摘されているため（向井，2007；髙橋，2012），大学の保健管理センターなどでのスクリーニング検査としてCAARS 日本語版を利用することも有用であろう。

　CAARS 日本語版を利用する際の原則として，心理検査一般に通底する内容が挙げられている。すなわち，CAARS 日本語版は，臨床アセスメントにおける唯一の情報源として利用することを意図したものでない。あくまで，複数の情報源から複数の方法によって得られた情報と組み合わせ，アセスメント全体の一部として利用される必要がある。また，他の質問紙形式の評価尺度と同様に，得られ

る情報は回答者によって歪曲される可能性があるものとして認識しておく必要がある。例えば，回答者が非協力的であったり，体調が悪かったり，時間が十分に取れなかったりする場合，回答者に，質問項目を読んで理解し，自らの状況を内省したり，対象者のことを想起して回答することに困難がある場合には，CAARS 日本語版によって得られる情報は不正確なものとなろう。

CAARS の利用者としては，心理士，医師，ソーシャルワーカー，精神科医，研究者，カウンセラーが挙げられている。いずれの専門家も，心理検査についての基本的な原則の限界を，特に解釈の面において十分に理解していることが必要である。CAARS 日本語版は実施やスコアリングが簡単なので，それらの専門性を有していない者が使用することが可能であるが，実施，スコアリング，解釈の最終的な責任は，上に挙げた専門家が負わなければならない。

おわりに

これまで紹介してきたように，CAARS は大人の ADHD に関連する症状や行動傾向を量的に把握する上で有用な評価尺度である。簡便さゆえに使用可能な場面や利用者は幅広い。しかし，最後の項で述べたように，心理検査としての限界を十分に認識したうえで，複数の情報との組み合わせのもとで使用されることが望まれる。これにより，大人の ADHD についてのより適切なアセスメントが可能となり，より効果的な支援が行われることを期待している。

● CAARS（カーズ）日本語版
C. K. Conners, D. Erhardt, D. Sparrow 開発／中村和彦 監修／染木史緒・大西将史 監訳／金子書房 発行
検査様式：質問紙法
対象年齢：18 歳以上
構　　成：（検査用紙）自己記入式／観察者評価式
所要時間：回答　各 15 〜 30 分程度／採点　各 10 分程度
＊ CAARS 日本語版の購入・実施には一定の要件を満たしている必要があります。詳細は金子書房ホームページ（http://www.kanekoshobo.co.jp）をご確認ください。

参考文献

American Psychiatric Association（APA） 2013 *Diagnostic and statistical manual of mental disorders, 5th edition*（DSM-5）. Author; Washington, DC.［日本精神神経学会（日本語版用語監修），髙橋三郎・大野裕（監訳） 2014 DSM-5 精神疾患の診断・統計マニュアル．医学書院．］

Beck, A. T., Brown, G. K., & Steer, R. A. 1996 *Manual for the Beck Depression Inventory second edition*. Psychological Corporation; San Antonio, TX.

Brown, T. E. 1996 *The Brown Attention-Deficit Disorder Scales*（Brown ADD Scales）. Psychological Corporation; San Antonio, TX.

Cohen, J. 1988 *Statistical power analysis for the behavioral sciences*（2nd ed.）. Lawrence Erlbaum; Hillsdale, NJ.

Conners, C. K., Erhardt, D., & Sparrow, D. 1999 *Conners' Adult ADHD Rating Scales*（CAARS™）. Multi-Health Systems; Toronto.［中村和彦（監修），染木史緒・大西将史（監訳） 2012 CAARS™ 日本語版．金子書房．］

Kessler, R. C., Adler, L., Ames, M., Demler, O. Faraone, S., Hiripi, E., Howes, M. J., Jin, R., Secnik, K., Spencer, T., Ustun, T. B., & Walters, E.E. 2005 The World Health Organization Adult ADHD Self-Report Scale（ASRS）: a short screening scale for use in the general population. *Psychological Medicine*; 35: 245-256.

小嶋雅代・永谷照男・德留信寛・古川壽亮 2002 日本語版 Beck Depression Inventory-Ⅱ（BDI-Ⅱ）の開発．*Journal of epidemiology*; 12: 179.

向井啓二 2007 ダウン症などの知的障害の人への大学における教育――大学におけるさまざまな取り組み．障害者問題研究，35：46-51.

Reimherr, F. W., Marchant, B. K., Strong, R. E., Hedges, D. W., Adler, L., Spencer, T. J., West, S. A., & Soni, P. 2005 Emotional dysregulation in adult ADHD and response to atomoxetine. *Biological Psychiatry*; 58: 125-131.

Resnick, R. J. 2000 *The hidden disorder: A clinician's guide to attention deficit hyperactivity disorder in adults*. American Psychological Association: Washington, DC.［大賀健太郎・霜山孝子（監訳），紅葉誠一（訳） 2003 成人の ADHD 臨床ガイドブック．東京書籍．］

髙橋知音 2012 発達障害のある大学生への支援：大学は何をどこまですべきか．LD 研究，21：170-177.

Ward, M. F., Wender, P. H., & Reimherr, F. W. 1993 The Wender Utah Rating Scale: An aid in the retrospective diagnosis of attention deficit hyperactivity disorder. *American Journal of Psychiatry*; 150: 885-890.

World Health Organization（WHO） 1993 *The ICD-10 classification of mental and behavioural disorders: Diagnostic criteria for research*. Author; Geneva, Switzerland.［融 道男・中根允文・小見山実・岡崎祐士・大久保善明（監訳） 2005 ICD-10 精神および行動の障害――臨床記述と診断ガイドライン（新訂版）．医学書院．］

III
症例と治療指針

◆ ケース **1** ◆

家庭生活にストレスを感じている

中村和彦
Kazuhiko Nakamura

Cさん（40歳・女性）
（以下，本人が特定できないよう，支障がない程度に改変してある。掲載については本人の同意を得た）

［生活歴］
　3人同胞の第2子，微弱陣痛ではあった。小，中学校，高校の成績は下位で，勉強は苦手であった。高校のときに簿記を取得した。学校では特に問題は起こさなかった。卒業後は，某会社に就職したが，27歳で結婚し，職場は退職した。複数子をもうけた。

［現病歴］
　幼少期は発達に遅れはなかったが，習字教室で座って字を書くことや，ハサミを使うのが苦手であった。何かの拍子でガラスに向かってボールを投げて割るようなことがあったり，人の話をよく聞けないことがあった。小学校に入ってからは忘れ物が多く，集中力が持続せず，片づけができなかった。いつも何か探し物をしているような状況であった。不注意，不器用があり，小学2年では遊具で遊んでいるときにうっかりして足の骨にひびが入った。小学5年のときには跳び箱をして手指を骨折した。中学校では特に目立つようなことはなかった。高校は，数学，パソコンプログラミングが苦手で，簿記は某級取得が精一杯であった。卒業後は某社で働き，人間関係は大変であったが仕事は楽しかった。妊娠，出

産のため会社は退職した。その後，複数の子どもをもうけ，育児をしていたが，自分に何か問題がある，障害があるとの自覚はまったくなかった。子どもが自閉症スペクトラム障害，注意欠如・多動症*（注意欠如・多動性障害，Attention-Deficit / Hyperactivity Disorder：ADHD）と診断されてから，関連の書物を読むようになった。自分の現状をかんがみると，家計簿がつけられない，片づけができない，物事を順序立てて計画することができない，思いつきで行動してしまうなど，本で読んだ大人の注意欠如・多動症（ADHD）にあてはまるところがあると考え，専門家に見てもらおうと，精神科を受診した。

[主訴]

ADHDの本を読んでいて，自分自身にあてはまることがたくさんあると考えた。一度，専門家に調べてもらいたい。

[現在の症状]

不注意症状

・書き損じがある。

・複数の指示は混乱するため苦手で，メモを取るようにしている。

・興味がわかないと先延ばしにする。

・自分でできる仕事量がわからない。

・家ではよく探しものをしている。

・家計簿がつけられない。

・片づけができない。

・物事を順序立てて計画を立てることができない。

多動性-衝動性症状

・思いつきで行動をしてしまう。

・相手の話を聞きながら，勝手に自分で結論を出してしまう。

---

* 『DSM-5 精神疾患の診断・統計マニュアル』（日本精神神経学会［日本語版用語監修］，髙橋三郎・大野裕［監訳］，医学書院，2014）による。

III 症例と治療指針

> CAADID日本語版によるアセスメント

　Cさんに，CAADID™日本語版（第9章を参照）を用いて診断面接を行った。以下に結果を示す。

● CAADID日本語版　パートⅠ：生活歴
　出産時の危険因子：微弱陣痛。
　気質上の危険因子：衝動的／集中力が続かない／イライラしている／偏食がある／寝つきが悪い／線の通りハサミが使えず不器用であった／言葉遣いが乱暴／人の話が聞けなかった。
　発育上の危険因子：なし
　環境上の危険因子：父親は厳しく几帳面で，Cさんとは不仲であった。
　病歴に関する危険因子：骨折で入院。
　小学校での学習の様子：成績は学年の平均より下。
　中学校・高校での学習の様子：成績は学年の平均より下／耳から入ってくる情報の処理が苦手。
　家族の病歴に関する危険因子：子どもが自閉症スペクトラム障害もしくはADHDの疑いで通院中，別の子どもが不登校，リストカットで通院中。
　既往歴：不注意による事故／偏頭痛。
　成人期の心理的・精神医学的病歴：30歳頃，子育てで悩み，精神科医を受診。
　成人期併存障害について：子どものこと，近所づきあい，病気のことを気に病んでいる／ストレスを感じて過食になったり，食べられなくなったりする／自動車事故を計4回起こした／妊娠中は，ごくたまに飲酒した／身近な人から，短気，カッとなりやすいと言われたことがある／気分が急に変わる／生活の中では子どものことが大きなストレスである。

● CAADID日本語版　パートⅡ：診断基準
　　　　　　　　　　　　　不注意症状
［基準A：症状の判断基準］

a) 不注意ミス

成人期：仕事の見直しをしない／ものを書くときに書き損じがみられる。

小児期：勉強や宿題の不注意ミス／やり方がわかっているのに問題を間違えた／解答を見直さなかった／じっくりと考えずに，大急ぎで作業を終わらせた／よく物をなくした。

b) 注意の持続が困難

成人期：注意力が続かない／1つの活動に長時間集中できない／読書や仕事関連の活動に集中することが難しい／友人との長い会話についていくのが難しい。

小児期：注意力が続かなかった／課題を続けるために，誰かがそばにいなくてはならなかった／集中するのに苦労した／宿題を続けるのが難しかった。

c) 話を聞いていない

成人期：なし

小児期：人の話を聞くのに視線を合わせる必要があった／意識して聞こうとしても頭の中に内容が入ってこなかった。

d) 指示に従えない，最後までやり通せない

成人期：物事を仕上げられない／物事をやり遂げるために，締め切りが必要である／作業を次々に変える——それぞれの作業を終えない，あるいは終えるまでに長時間かかる／指示どおりに仕事を仕上げることができない／一度に複数の指示を与えられると，きちんと従うことができない。

小児期：教師や保護者の指示に従うことができなかった／物事をやりかけのまま放置した／順番に作業を行う必要のある指示をやり遂げることができなかった。

e) 順序立てることが困難

成人期：事前に計画を立てない／時間の感覚が乏しい／予定を入れすぎる／家や仕事場が散らかっている／仕事が雑だ／しばしば約束の時間に遅れる／非効率的／よく約束をダブルブッキングする。

小児期：家や学校での散らかし具合が度を超えていた／長期にわたる課題や読書感想文などをまとめるのに苦労した／自分で計画的に宿題をするのに苦労した。

f) 精神的努力を要する課題を避ける

成人期：子どもの予防接種，歯科治療，保険の手続きなどをぐずぐずと先延ばしにする／税金の申告のような，細かい仕事を終えるのが遅れる／興味がわかないものは先延ばしにする。

小児期：宿題は小学6年までやらずに避けていた／宿題は解答をまる写しにした。

g) 物をなくす

　成人期：ぼんやりしている／仕事関連の物品を置き忘れる／買い物やするべきことのリスト，アドレス帳，メモをなくす。

　小児期：鉛筆や教科書，ノートをなくした／おもちゃや服をなくした／宿題やプリントをなくした。

h) 注意散漫

　成人期：物事の取捨選択ができない／外からの刺激が気になる／一度中断されると，再び集中するのが難しい／ぼんやりする，空想にふける／話の内容を理解するためには，話し手を見ていなければならない。

　小児期：ぼんやりしていた／教室の窓から外を眺めていることが多く，「空想家」「ボーっとしている」と言われた／いったん気が散ってしまうと，再び課題に戻るのが難しかった。

i) 忘れっぽい

　成人期：書類の置き場所を忘れる／手帳を使い忘れる／忘れ物を取りに家に戻る。

　小児期：課題を終わらせる前に何をするべきかを忘れた／学校や家に教科書を忘れた。

<u>不注意症状について，成人期は8つの症状，小児期は9つの症状。</u>

［基準B：発症年齢］6歳

［基準C：症状の広汎性］小児期は学校，家庭。成人期は職場，家庭。

多動性-衝動性症状

［基準A：症状の判断基準］

a) 手足をそわそわと動かし，落ち着かない

　成人期：なし

　小児期：なし

b) 座っていることが難しい

　成人期：なし

　小児期：授業は座っていられた。

c) 走り回る／落ち着きがない

　成人期：たまにはそわそわするが，他の人よりひどいというのはない。

小児期：なし

d）静かな活動が苦手

成人期：相手によっては難しいこともある。

小児期：なし

e）「あちこち動き回る」／「エンジンで動かされているように」活動的

成人期：なし

小児期：なし

f）しゃべりすぎる

成人期：なし

小児期：祖母に一度だけおしゃべり好きといわれたことがある。

g）出し抜けに答える

成人期：人の話を最後まで聞くことがめったにない／失言が多い／人が言いかけたことを，自分が代わりに最後まで言ってしまう／相手の話に勝手に結論を出してしまうことがある。

小児期：学校の先生は，「あなたは質問が完全に終わるまで待たない」と言っていた／たとえ間違っていても，頭に浮かんだことを何でも答えた。

h）順番を待つことが困難

成人期：なし

小児期：なし

i）邪魔をする，または出しゃばる

成人期：なし

小児期：なし

<u>多動性-衝動性症状について，成人期は1つの症状，小児期は1つの症状。</u>

［基準B：発症年齢］6歳

［基準C：症状の広汎性］小児期は学校，家庭。成人期は職場，家庭。

［基準D：障害］

小児期

学校での行動（成績や素行を含む）：宿題をなくす／授業中は意識が飛んでいることが

しばしばあった。
- 家庭での行動（宿題，日常生活に必要なスキル，家族との関係を含む）：家で宿題をしていても，すぐに注意がそれてしまう／片づけができず，いつも探しものをしている／夏休みの宿題は解答の丸写しのことも多々。
- 社会的な行動（仲間との相互関係や，クラブ活動，スポーツ，ゲームなど余暇活動を含む）：ゲームでは細かなやりとりが苦手で，頭がついていかなかった。
- 自己感覚，自己概念，自尊心：他の人より集中力がないと感じていた。

<u>総合的な障害のレベルは軽度。</u>

成人期

- 職場／学校での行動（職業的な機能や学校での成績を含む）：同時にいくつも指示をされることが苦手／職場の人にも理解を求めたことがある／一人でできる仕事量がわからない。
- 家庭での行動（日常生活に必要なスキルや家族，配偶者との関係を含む）：家の中では全く片づけができていない／書類提出などいつも先延ばし。
- 社会的な行動（仲間との相互関係や，クラブ活動，スポーツ，ゲームなど余暇活動を含む）：相手の話に勝手に結論を出してしまうことがある／しばしば約束の時間に遅れる／友人と長い会話ができない。
- 自己感覚，自己認識，自尊心：苦手さは自覚している／メモをとるなど心掛けている。

<u>総合的な障害のレベルは軽度。</u>

　以上，CAADID 日本語版において，C さんは小児期・成人期とも「ADHD，不注意優勢型」の診断基準を満たしていた。

治療方針と経過

　治療方針は薬物療法と環境調整を行うこととした。薬物療法については，大人

に使用できる抗ADHD薬を処方した。家族関係については、子どもへの対応について一番苦慮していた。30代より身体的な慢性疾患を患い、定期的な検査や服薬が必要であり、それが悩みの1つでもあった。家族関係および慢性疾患について、支持的な精神療法を施行した。治療前のCAADID日本語版の結果はすでに述べたが、**CAARS™日本語版**（第10章を参照）の観察者評価式用紙のデータは、治療前に、DSM-Ⅳの不注意サブスケールのスコアが21点、多動性-衝動性サブスケールのスコアが4点、総合が25点であった。治療開始後約2週間で、不注意のスコアは14点、多動性-衝動性のスコアは4点、総合は18点まで低くなった。約1カ月後には、不注意のスコアは4点、多動性-衝動性のスコアは1点、総合のスコアは5点まで低くなった。しかし、その2週間後に子どもの学校生活について重大な出来事が起こり、不注意のスコアは21点、多動性-衝動性のスコアは6点、総合のスコアは27点まで上昇した。しかしながら、対応の仕方についてアドバイスを行い、支持的精神療法を続けることで、その2週間後には、不注意のスコアは9点、多動性-衝動性のスコアは3点、総合のスコアは12点と減少した。その後も、慢性疾患の検査が近づくと点数が上昇したり、家族関係に問題が起こると上昇することはあったが、治療を開始して3カ月後からは総合が10点前後を上下し、1年以上が経過した。本人も治療によって集中力が上がり、物事が整理できるようになったと自覚できるようになった。症状悪化時も、支持的精神療法を工夫することで、家族内の問題に自ら対応できるようになり自信がついた。

まとめ

　薬物療法、支持的精神療法を行うことにより、ADHD症状が改善した症例である。大人については家族、仕事などさまざまな側面で問題が派生し症状が悪化し、問題への対応も困難になることが多いので、薬物療法のみでなく、従来の支持的精神療法を工夫することでより治療効果が上がると考えられる。

◆ ケース **2** ◆
職場で問題を抱えている

竹林淳和
Kiyokazu Takebayashi

Dさん（43歳・男性）
（以下，本人が特定できないよう，支障がない程度に改変してある）

［生活歴］

2人同胞の第2子，帝王切開で出生した。小，中学校，高校での成績は中位で，通して友人は多かった。自ら立候補して児童会・生徒会の役員を行うかたわら，運動部にも所属した。大学を卒業後，建設会社に就職した。27歳で結婚し，2子をもうけた。33歳時に前職を退職し，3カ月間，無職の期間を経て，別の建設会社に就職し，現在に至る。

［現病歴］

幼少期は非常に活発で，つねに動き回っていた。知らない人に物おじせず話しかけたりする一方で，イライラしやすく，癇癪を起こすことも多かった。昼寝や夜の睡眠も少なかった。高いところに上ったり，危険な場所で遊ぶため，怪我が多かった。高所から落下して，数時間意識消失するなどのエピソードもある。小学校では工作を途中で投げ出すことがよくあった。テストの点数はおおむね良かったにもかかわらず，授業中に騒いだり私語が多いなど態度の悪さのために，成績表では評価が低かった。また，個別に知能評価を受けたり，他校から専門教員の面接を特別に受けたこともあった。中学では会話量が多く，話題に事欠かなかったが，喜怒哀楽が激しく友人から指摘を受けた。中学より非行が目立つよう

になり，学校に遅刻したり，休んで遊びにいっていた。授業中に突然教室を出たり，喫煙もしていた。高校では飲酒で停学処分を受けた。小学校から高校までを通して「能力を発揮できていない」と親や教師から言われた。就職後はアクティブな仕事ぶりを買われ，31歳時に海外事業部門に抜擢され，海外に単身赴任となった。外国人の中で日本人は本人のみという職場であったが物おじしなかった。しかし，この際に初めての管理職となり，仕事の期限が守れなかったり，自分の担当する部署を取りまとめできず，1年で自信を喪失し，帰国した。その後は，抑うつ，不眠，集中困難がみられ，出社前に過呼吸が出現するようになったため，33歳時に辞職した。精神科クリニックを受診し，3カ月で徐々に症状は軽快し，通院は自己中断した。再就職した会社でも，当初は前職同様にアクティブな仕事ぶりであったが，40歳時に管理職となったところ，仕事量が増え，職場でのミスや忘れ物が多くなった。疲労と自信喪失のために42歳時に心理カウンセリングを受け，以後も仕事でのミスなどで自信がなくなるとカウンセリングを何度か受けた。会社以外では，居酒屋での飲酒時に他の客と口論となり，警察の指導を受けたことがある。新聞の記事を見て，自ら注意欠如・多動症*（注意欠如・多動性障害，Attention-Deficit/Hyperactivity Disorder：ADHD）を疑い，43歳のときに大学病院を受診した。

[主訴]

落ち着きがない。物をなくす。忘れ物が多い。納期が守れない。

[現在の症状]

不注意症状

- 仕事が溜まる。
- 相手の話を最後まで聞かず，早とちりする。
- 他人の会話に気を取られる。
- 予定を忘れる。
- 購入した物を店に置き忘れる。

---

* 『DSM-5 精神疾患の診断・統計マニュアル』（日本精神神経学会［日本語版用語監修］，髙橋三郎・大野裕［監訳］，医学書院，2014）による。

III 症例と治療指針

多動性-衝動性症状
- ゆっくりと過ごすことができない。
- 長く座っていられない。
- よく動く。よくしゃべる。騒がしい。
- 他人同士の会話にすぐ口を出す。
- 思い付きで話す。
- 他人のプライベートのことを何も考えずに言ってしまう。
- 運転中にしばしばイライラする。他の車を追い越そうとする。

CAADID 日本語版によるアセスメント

CAADID™ 日本語版（第9章を参照）のパートⅠは患者の背景情報，成育歴，ADHDの危険因子，併存障害のスクリーニングを行うためのものである。ADHDは小児期に発症するため，過去から現在まで症状の背景や，障害の経過を知ることが重要である。パートⅠの情報から，いわゆる"ADHDらしさ"も把握できるため，パートⅡでDSM-Ⅳの診断基準に沿った質問をする際に役立つ。各質問項目の内容を詳細に聴取するとよい。また，併存障害のスクリーニングを行うが，パートⅠ全体からADHDによる二次障害の成因を類推することもできるため，診断後の治療にも役立つ。

以下に，DさんのCAADID日本語版 パートⅠの結果の一例を示す。

● CAADID 日本語版パートⅠ：生活歴
　気質上の危険因子：活動性が高い，非常に活発／衝動的／イライラしている／よくかんしゃくを起こした／偏食など食事に問題がある／睡眠に問題がある（兄に比べて）／その他（頭のよい子だった。知らない人に平気で英語で話しかける。泣き虫）
　発育上の危険因子：しゃべり始めるのが遅かった（少し）。
　病歴に関する危険因子：傷が多い。川遊びですべって切る・縫合する（小学3年）。垣根を登ろうとしてすべって，股にくいが刺さった（小学1年）。

小学校での学習の様子：平均的（学年相応のレベル）／学校で何らかのアセスメントを受けた／学校で何らかの障害があると判断された／自分本来の力に見合った結果が出ていないと言われた／その他（技術の授業では，頑張って始めるが途中で投げ出す。うまくいかないと嫌になる。試験の点は悪くないが，態度で評点が下がる。小学 4 年で児童会委員に立候補。当時は小学 4 年で立候補する子どもはいなかった）。

成人期併存障害について：しばしば憂うつな気分や悲しい気持ちになったり，それまで楽しんでいたことを楽しめなくなったりした時期がある／何かについて，他の人に比べて，いつもより強い不安を感じたり，緊張したり，気をもんだりした時期がある／飲酒（中学 2 年），発泡酒 1.5 ℓ／喫煙（高校 1 年），30 本／コーヒー飲用，毎日／居酒屋で他の客とトラブルになり，警察に指導された／自動車事故 2 回／親しい人に，短気だとか，カッとなりやすいと言われる／気分が変わりやすい／職場で管理職の仕事にストレスを感じている。

CAADID のパート II では患者が DSM-IV の ADHD の診断基準に該当するかを判断する。DSM-IV の ADHD の診断基準である 9 つの不注意症状の項目と 9 つの多動性-衝動性の症状の項目について，成人期と幼少期に分けて症状を評価する。以下に，D さんの CAADID 日本語版 パート II の結果の一例を示す。

● **CAADID 日本語版パート II：診断基準**

不注意症状

［基準 A：症状の判断基準］

h）注意散漫

成人期：物事の取捨選択ができない／外からの刺激が気になる（すべて反応してしまう）／一度中断されると，再び集中するのが難しい／ぼんやりする，空想にふける／レストラン・居酒屋で他の人の会話はすべて聞く／周囲から元の作業に戻るよう注意される。

小児期：ぼんやりしていた／テスト中も他のことを考える／成績表に記載あり。

Ⅲ 症例と治療指針

　Dさんは基準Aの［症状の判断基準］については，不注意症状と多動性-衝動性症状のいずれも，成人期，小児期ともに8～9つの症状の項目を満たした。基準Bの［発症年齢］は，不注意症状が6歳，多動性-衝動性症状が3歳であった。基準Cの［症状の広汎性］も，不注意症状と多動性-衝動性症状のいずれも，成人期，小児期ともに基準を満たした。基準Dの［障害］では，成人期，小児期ともに「中等度の障害」と判断された。基準Eの［診断基準］では，他の精神疾患の存在の可能性は否定された。Dさんは小児期・成人期ともに「ADHD，混合型」と診断された。

CAARS日本語版によるアセスメント

　初診の面接時に，Dさん本人に**CAARS™ 日本語版**（第10章を参照）の「自己記入式」と，Dさんの妻に「観察者評価式」を実施した。矛盾指標によれば回答は妥当であった（矛盾指標の合計は，自己記入式および観察者評価式でそれぞれ4点，3点である）。CAARS日本語版では，ADHD指標のT得点（プロフィール用紙の両端）が70を超えると症状レベルがかなり高いといえる。これを念頭に自己記入式と観察者評価式の結果を見ると，共通してT得点70を超えている指標は，C，E，F，G，Hの5つである。このことから，自覚的・他覚的ともに衝動性／情緒不安定性が見られ，DSM-ⅣのADHDの診断基準では，混合型と診断できる不注意・多動性-衝動性の症状があることが読み取れる。自己記入式と観察者評価式には違いがみられ，症状評価項目A～Dの中で，自己記入式では「D．自己概念の問題」を除くA～Cの項目が全般的に高いのに対し，観察者評価式では「C．衝動性／情緒不安定」の指標のみが高い。自己評価と観察者評価の違いが生じた理由として，Dさんは家事などを妻に任せており，家庭内で作業を行う機会が少なく，また，夜間休日ともに自宅にいることが少ないため，不注意症状や多動性の症状が家庭内では目立たないと考えられる。一方で，作業が要求される職場などにおいては仕事のミスや多動が目立つため，自己評価では全般的に点数が高くなっていると考えられる。

診断・臨床所見

　Bさんは初診時の面接で，現病歴より幼少期から不注意症状，多動性-衝動性の症状がみられ，成人期になってもこれらの症状が続いていることが聴取された。CAADID日本語版による構造的な診断面接によっても小児期，成人期ともに「ADHD，混合型」の診断基準を満たしていることが確認された。また，CAARS日本語版による症状評価で，Bさんは重度の不注意症状，多動性-衝動性の症状があり，生活全般において困難さを抱えていることがわかった。診断確定後の治療指針を考える上で重要と思われる点について，以下にポイントを挙げながら説明する。

(1) 鑑別診断

a. 自閉スペクトラム症の除外

　自閉スペクトラム症*（自閉症スペクトラム障害，Autism Spectrum Disorder：ASD）の存在は治療指針に大きく影響するため，コミュニケーション・社会性の問題やこだわり症状については，幼少期から成人期まで通して聴取しておきたい。患者がADHDの診断を求めて受診しても，病歴聴取を進めていくとASDの存在が明らかになることも多い。診断補助ツールであるADI-R日本語版（*Autism Diagnostic Interview-Revised*，自閉症診断面接 改訂版 日本語版）やADOS-2日本語版（*Autism Diagnostic Observation Schedule Second Edition*，自閉症診断観察検査 第2版 日本語版），PARS（*Pervasive Developmental Disorders Autism Society Japan Rating Scale*，広汎性発達障害日本自閉症協会評定尺度）などを用いれば，診断がより容易となる。DさんにはASDの特性はみられなかった。

b. 知的障害の除外

　WAIS-Ⅲ（*Wechsler Adult Intelligence Scale-Third Edition*，ウェクスラー成人知能検査）による知能評価は2つの意味で重要である。すなわち，(1) 知的障害の併存の有無と，(2) 認知機能のばらつきを把握することである。Dさんは全検査（FIQ）が108であり，全般的な知的能力の低さはなかった。知的障害がある場合，理解力の悪さからミスが多かったり，ストレス耐性の低さから易怒性がみられること

があり，見かけ上，ADHD の不注意症状や衝動性の症状を呈することもあるので鑑別を要する。一方，知的障害がなくても，ADHD 患者の認知機能特性を把握することは支援の際に有用である。D さんの場合，言語性 IQ 114 に比べ，動作性 IQ が 99 であり，下位項目間に差が見られた。群指数では，言語理解（116）や処理速度（118）に比べ，知覚統合（95）や作動記憶（100）が低かった。このため，生活内において D さんの理解力や作業のスピードの早さに比して，業務全体を把握してまとめたり，複数の作業を同時進行で進めることの難しさなどが予測される。このような認知機能の特性を本人に伝えた上で，職場での注意点や工夫について心理教育を行う必要がある。

c. 他の精神疾患の除外

ADHD 以外に，うつ病，パニック障害，躁うつ病などを併存することがある。B さんは受診時に併存疾患はなかった。しかし，過去の病歴では ADHD 症状が原因で自信を喪失し，うつ状態になったこともあった。このため，今後も ADHD 症状による困難が重なると，うつ状態の再発が懸念される。成人 ADHD では，中核症状（不注意，多動性−衝動性）よりも二次障害，例えば抑うつ症状やパニック症状を先に治療しなければならないこともあるし，これらの疾患に対して薬物療法が必要な場合もある。これらは CAADID 日本語版の結果を参考にしつつ，治療者が客観的に見立てる必要がある。

d. ADHD の病型（不注意優勢型，多動性−衝動性優勢型，混合型）

D さんは不注意症状と，多動性−衝動性の症状がともにみられた。このため治療では，生活上のミス（不注意）と他者に対する過干渉や易怒性（多動性−衝動性）の問題を同時に支援・治療する必要がある。患者によっては片方の症状が優勢にみられることがあり，成人で初めて受診するケースでは，とくに不注意優勢型が多いため，不注意やミスに対処するための指導が必要となる。

(2) 症状評価

a. 主観的評価と客観的評価

D さんは「物をなくす，忘れ物が多い，納期が守れない」などの不注意症状が主訴であった。しかし，詳しく聴取すると，会社では「人の話を遮る」「話し始めると止まらない」など，多動性−衝動性の症状も目立っていた。このように，

患者がつらいと感じている症状と周囲が問題だと考える症状が異なることもある。CAARS 日本語版の自己記入式と観察者評価式，また臨床症状を総合的に判断することで，治療は何を優先すべきか患者の希望と異なることもある。可能なかぎり，家族，職場，学校などの様子について他者からの客観的な情報を得ることが望ましい。職場の上司や家族から促されて受診をするケースもあり，このような場合は比較的周囲からの情報を集めやすい。

　b．生活場面による障害の程度の把握

　ADHD の症状は場面に寄らず広範に出現するが，家庭生活と社会生活（学校・会社等）のどの場面においてより問題が大きいかによって，治療の優先順位も異なってくる。当然だが家事や育児を担当する場合は家庭で，仕事を中心に生活している場合は職場での問題が起こりやすい。D さんの場合は職場での問題が顕著であった。

　c．患者の要望と周囲の要望

　患者の医療機関への要望はさまざまである。診断を確定されれば，それ以上の支援・治療を望まない人もいる。診断を受け，それを周囲に伝えることで自分の症状や苦しみについて周囲の理解と支援を得たいと希望する人もいる。薬物治療を望まない人もいれば，積極的に薬物療法を希望する人もいる。このように，治療者や支援者がどの程度患者への介入を行うかは患者によって要望が異なるため，診断確定後，治療や支援を開始する際に患者の希望を確認しておくべきであろう。D さんの場合，会社へ自らの診断や症状を話すことは望まなかったが，外来通院で対処方法を学んだり，薬物療法を受けることを積極的に望んだ。

治療指針

　治療は，①心理教育，②心理療法，③環境調整，④薬物調整の4つに分けると進めやすい。①心理教育とは疾病についての情報を提供することである。まず，ADHD は脳の機能の問題であり，性格の悪さや努力が足らないというものではないことを伝える。自分に非があると考えていた患者はこの説明だけでもかなり安心する。さらに，生活歴・病歴や検査を踏まえて本人の ADHD の特性の自己

理解を促す。周囲に疾患を理解してくれる人がいれば，同様に情報を提供する。ADHD症状が軽い場合，心理教育を行うだけで自らの症状をよく理解し，社会適応がかなり改善する人もいる。②心理療法ではADHDの症状に対する対処方法の指導や二次障害への心理的なケアを行う。前者ではADHDの症状で失敗を繰り返さないように指導していく。生活内での具体的な問題に対して1つ1つ対処方法を指導し，目に見える形で成果をフィードバックするとよい。二次障害のケアは，ADHDの症状により失敗を繰り返し，自責的となったり，自信を喪失し，自己評価の低い人に対し，自信を取り戻させることを目的とする。③環境調整では，本人の取り巻く職場や家庭環境，ADHDの特性と問題点を把握した上で，必要な介入を行う。この場合，本人が自ら環境調整を行うこともあれば，上司や家族に環境調整をお願いすることもある。必要な人には障害者福祉手帳の取得を勧めたり，職場適応援助者（ジョブコーチ）などの福祉サービスを利用して職場での指導を行うなど援助が得やすいようにする。④薬物療法は症状の重い人や，①〜③によって十分な改善が得られない人に対して検討する。成人期になって初めてADHDの診断を受ける人に対して使用できる抗ADHD薬は，本邦ではアトモキセチン（商品名：ストラテラ®）のみである。

経過

「CAARS日本語版によるアセスメント」の節でも述べたように，DさんはADHDの症状により仕事をこなすことができず，残業や休日出勤のために自宅でほとんど過ごすことがなかった。このため，生活上の問題は主に職場で見られており，自宅での問題は相対的に少なかった。そこで，まず職場での治療介入を行うこととした。DさんはIQも平均レベルであり理解力もあることから，心理教育については問題なく行うことができた。自分のADHDの特性や生活上の問題点も挙げることができた。以前みられたうつ状態は受診時にはみられなかったことから，心理療法は実生活での対策を中心に行うこととした。職場環境を聴取すると，管理職であることから自分の部下の様子が全て目に入るようにデスクが配置されていた。このため，些細なことでも目につくとすぐに席を立って見にいっ

たり，自分には関係のない周囲の会話に首を突っ込み，話に加わることもしばしばみられた。これらが総じてDさんの集中困難な状況を作っていた。また，カッとなりやすく，部下に大声を出したりすることがしばしばみられていた。さらに，立場上メールのやりとりも多く，メールを受け取るたびに作業を中断し，全てに返信をしていた。これに対し，心理療法では一日の決められた時間は静かな別室で過ごし，1つの作業に集中できる環境を作ること，メールのチェックと返信は時刻を決めて行うよう指導した。さらに，Dさんは受診当初から薬物療法を希望したため，心理療法と併行して薬物療法を行った。この結果，1つ1つの仕事が確実に行われるようになり，仕事の能率が格段に上がった。残業や休日出勤は少なくなり，作業を期限までに終了することができるようになった。また，部下に対しても易怒的になることが少なくなった。Dさんは会社での立場が管理職であることから，職場での環境調整を本人の希望通り行うことができた。もし，職場での立場が違っていれば，環境調整の際に上司に情報提供したり，ジョブコーチの活用なども必要になったかもしれない。

まとめ

大人のADHDの症例を示した。大人のADHDを診断する際には，現在の症状だけでなく，子どもの頃にADHDの症状があったかどうか確認する必要がある。CAADID日本語版による構造的な診断面接により成人期と小児期の両方における症状を抽出でき，Dさんは不注意と多動性-衝動性の混合型ADHDと診断できた。さらに，ADHDの重症度を把握するためにCAARS日本語版を施行した。「自己記入式」と「観察者評価式」の主観的および客観的な回答からの情報をもとに包括的に評価を行い，実生活の治療・支援に活かすことができた。このように，成人期のADHDの診断と治療・支援に際しては，CAADID日本語版とCAARS日本語版の使用が有用であり，臨床の場で活用が望まれる。

ケース3

うつ症状を併発している

渡部京太
Kyota Watanabe

Eさん（30代・男性）
（以下，本人が特定できないよう，支障がない程度に改変してある）

［成育歴・現病歴］

　小学校低学年の頃から，忘れ物が多かったり，連絡帳を確認しないで宿題を忘れることが多かった。Eさんは穏やかな性格で友達関係はよく，成績もよかったため担任教師からかわいがられ，多動傾向や他の子どもとトラブルになるような衝動性の高さを指摘されることはなかったという。中学校は受験をして，系列の高校，大学に進学した。中学校，高校でも，忘れ物や課題の提出を忘れることは続いていた。Eさんはメモをとることを心がけていたが，メモをなくしてしまうこともたびたびあった。大学に進学したが，発達心理学の「発達障害」の講義を受けたときに，「忘れ物が多いといった不注意なミス」が多い自分を注意欠如・多動症*（注意欠如・多動性障害，Attention-Deficit/Hyperactivity Disorder：ADHD）ではないのかと内心思うようになったという。大学卒業後，大学院に進学し卒業した。その後，事務職として勤めた。1年前，発注の業務にかわった後から，二重発注やお金を置き忘れて納期を過ぎるといったミスを繰り返した。職場の上司が心配し，X年春に当院の成人精神科を受診した。成人の精神科医はADHDの存在を考え，児童精神科医の筆者に診察を依頼し，Eさんを診察するこ

---

* 『DSM-5 精神疾患の診断・統計マニュアル』（日本精神神経学会［日本語版用語監修］，髙橋三郎・大野裕［監訳］，医学書院，2014）による。

とになった。

　Eさんは職場の上司数人とともに引っ立てられるように来院した。まじめそうな男性で，表情は暗く，さえなかった。筆者は，Eさんは抑うつ状態にあると考えた。筆者が〈困っていること，悩んでいることはどのようなことでしょうか〉と尋ねると，Eさんは「1つのミスにこだわってしまい，次に進んでいかない。切りかえができない。大学で学んだ発達心理学で，自分はADHDではないかと感じることがあった」と語った。筆者が上司に職場でのEさんの状態を尋ねると，「前の職場でもうっかり忘れることは多いと聞いていたが，信じられないミスが多い。二重発注を繰り返したり，集金したお金をどこに置いたのかわからなくなったり，"To Doリスト"を作成したが確認することも忘れている。注意をすると素直に聞くし謝罪もするのに，単純ミスを繰り返している。どう理解したらいいのかさっぱりわからない」とあきれ顔であった。筆者は，Eさんの状態について「ADHD（不注意優勢型）に加えて，抑うつ状態が併存し，不注意なミスを繰り返して自信を失い，さらに上司から注意や指導を受けて恐慌をきたしている状態が考えられる。抑うつ状態が改善しないと不注意なミスは続くか，さらに増えることも予想されるので，仕事量を減らすか，一部を同僚に肩代わりしてもらう必要がある。さらに，頭部MRI検査や脳波検査，知能検査などの精密検査を行う必要がある」と，Eさんと上司に伝えた。Eさんの仕事は上司に整理してもらい，Eさんにはやり終えた仕事は必ず上司に報告することを確認した。

CAADID日本語版によるアセスメント

　2回目の受診時に，CAADID™ 日本語版（第9章を参照）を用いて診断面接を行った。以下に結果を示す。

● CAADID日本語版パートⅠ：生活歴
　家族構成：父親（会社員），母親（専業主婦），弟の4人家族。両親は教育熱心だったという。
　妊娠期の危険因子：なし

出産時の危険因子：なし
気質上の危険因子：なし
発育上の危険因子：なし
環境上の危険因子：なし
病歴に関する危険因子：なし
小学校・中学校・高校での学習の様子：成績は小学校，中学校，高校を通じて平均以上だった。教師からは「忘れ物や落とし物が多いこと，不注意なケアレス・ミスが多いこと」を指摘されることが続いていた。
精神医学的病歴：子どものころ，あるいは思春期に ADHD と診断されたことはなく，カウンセラーや精神科医のなどの専門家の診察を受けたことはなく，もちろん精神医学的問題で投薬を受けたことはなかった。
家族の病歴に関する危険因子：両親，弟や親類には ADHD と考えられる人はおらず，なんらかの精神障害がある人もいなかった。
学歴：大学を卒業後，大学院に進学し卒業した。その後，就職した。
成人期の既往歴：就職後，一時期胃潰瘍の診断で薬物療法を受けた。
成人期の心理的・精神医学的病歴：大人になってから，カウンセラーや精神科医などの専門家の診察を受けたことはなく，精神医学的問題で投薬を受けたこともなかった。
成人期併存疾患について：現在，「憂うつな気分や悲しい気持ちになったり，それまで楽しんでいたことを楽しめなくなったりした」「いつもより強い不安を感じたり，緊張したり，気をもんだりした」という項目はあてはまる。

自傷行為，自殺，他の人を傷つけることを考えた時期はなく，食べ過ぎや十分に食べられなかったりする問題もない。

物質の使用について，「飲酒や喫煙の習慣はなく，コーヒーは1日2回食後に飲む習慣がある」。

法に触れるような問題を起こしたことや，18歳以降にスピード違反で捕まったこと，交通事故にあったこと，法的訴訟に巻き込まれたこと，親しい人に短気だとかカッとなりやすいと言われたことは，いずれもない。

ストレス要因として，「気分が変わりやすく，落ち込みやすく，すぐに不安になってしまう。ミスのために仕事がうまくいかず，職場に迷惑をかけていることが何よりも大きなストレスになっている」。

● CAADID日本語版パートⅡ：診断基準

不注意症状

［基準A：症状の判断基準］

a) **不注意ミス**

成人期：「仕事のミスが多く，"To Doリスト"を作成したが確認することを忘れている。上司から仕事の進行状況を報告するように言われていたが，報告を忘れてしまっている」

小児期：「勉強は不注意なミスのために減点が多くて，教師から不思議がられた」

〈細かいことに気を配れなかったり，不注意による間違いをしたりすることについて，同年代の人より問題があると思いますか〉と尋ねると，「子どものころからずっと問題と感じていた。今は不注意なミスで大変なことになっています」と，ため息をつきながら話した。

b) **注意の持続が困難**

成人期：なし

小児期：なし

〈自分のことを，注意力が続かないと思いますか。集中力が必要な課題に集中することが難しいということがよくありますか〉と尋ねると，「集中力は問題ないと思う。好きな読書やパソコンには集中できます」と語った。

c) **話を聞いていない**

成人期：上司から「話をしているのに，いつも目がきょとんとして聞いているのか，聞いていないのかさっぱりわからない」と言われる。

小児期：忘れ物はとても多かったので，教師から「話をいつも聞いていない」とよく言われていた。

〈誰かに話しかけられたときに聞いていないことについて，同年代の人より問題があると思いますか〉と尋ねると，「子どものころから，誰かに話しかけられたときに聞いていないということはずっと続いていると思います。これも深刻な問題だと思います」と語った。

d) **指示に従えない，最後までやり通せない**

成人期：指示にきちんと従うことは難しくないが，印鑑を押し忘れたり，簡単なミスを繰り返して，仕事を指示通りにこなしていない。

小児期：なし

〈指示にきちんと従うことについて，同年代の人より問題があると思いますか〉と尋

ねると，Eさんは「上司の指示に結果を出していないのは明らかです」と自信なげに答えた。

e) 順序立てることが困難

成人期：" To Do リスト " を作成したが活用できていない。自分で計画を立てて仕事を進めていかなくてはいけないのに，上司に頼りきっている。それなのにミスをして，上司の指示に応えていない。

小児期：計画的に物事を進めていくのは苦手だった。片づけは苦手で，母親が掃除をしてくれていた。

〈物事を整理したり順序立てることについて，同年代の人より苦労していると思いますか〉と尋ねると，「計画を立てて実行するということはできていないです」と話した。

f) 精神的努力を要する課題を避ける

成人期：やるべきことを先延ばしにしている所はあると思う。不注意のミスが重なって，失敗を重ねて，ますます先延ばしになっていったということはあるかもしれない。

小児期：宿題を忘れることが多く，注意されるとかえってやる気をなくしてしまい，ますますやる気がなくなってしまうということはあったように思う。

〈頭を働かせる必要のある課題を避けることについて，同年代の人より苦労していると思いますか〉と尋ねると，「子どものころから，やるべきことを先延ばしにしているということは確かにあると思います」と話した。

g) 物をなくす

成人期：よく物をなくす。

小児期：よく物をなくした。

〈物をなくすことについて，同年代の人より苦労していると思いますか〉と尋ねると，Eさんは「子どものころも物をよくなくしましたし，今も苦労することが多いです。一度，支払わなければならない会社のお金をどこに置いたのかがわからなくなって，納期を過ぎてしまい，会社に大きな迷惑をかけてしまったことがありました。あとからお金は見つかりましたが，物をなくすのは子どものころから続いていますね」とうつむきながら話した。

実際に，Eさんは診察時に傘や帽子を忘れていくことが多く，著者があわててEさんを追いかけるということが毎回である。

h) 注意散漫

成人期：音で気が散りやすいので，電話はとても苦手。話が頭の中に入っていかない感じがする。

小児期：教師の話は頭の中に入っていなかったのだと思う。とにかく忘れ物が多かった。
〈周囲のできごとに簡単に気を取られてしまうことについて，物をなくすことについて，同年代の人より苦労していると思いますか〉と尋ねると，「子どものころからずっと，周囲のできごとに気を取られやすかったと思います」と認めた。

i) 忘れっぽい

成人期：上司に言われた報告や確認をすっかり忘れてしまっている。お金をどこに置いたかも忘れる。

小児期：忘れることは多かった。教師からも「E君は成績がいいのに，どうしてこんなに忘れ物やうっかりミスが多いのか」とあきれられることも多かったと思う。
〈忘れっぽいことについて，同年代の人より苦労していると思いますか〉と尋ねると，「子どものころは『忘れ物した，宿題を忘れた』ということで済みますが，大人になると『あっ，忘れた』では済みません。大人になって事態はますます深刻になっています」と語った。

[基準B：発症年齢] 6歳

〈不注意症状が最初にあらわれたのは，何歳のときですか〉と尋ねると，「小学校に入学したころからはっきりしましたから，6歳でしょうか」と答えた。〈不注意症状が始まってから，それらの症状がいったんなくなり，またあとで症状があらわれたという時期はありましたか〉と尋ねると，「ないです」と答えた。

[基準C：症状の広汎性] 小児期は学校，家庭，スポーツやクラブ活動。成人期は職場，家庭。

多動性-衝動性症状

[基準A：症状の判断基準]

a) 手足をそわそわと動かし，落ち着かない

成人期：座っているときに足をよく動かす，いわゆる"貧乏ゆすり"をすることが多くなったと思う。

小児期：なし

〈座っているときによくもぞもぞすることについて，同年代の人より問題があると思いますか〉と尋ねると，「大きな問題とはなっていませんが，座っているときにもぞ

もぞすることは多いと思います」と答えた。

b）座っていることが難しい

成人期：なし

小児期：なし

c）走り回る／落ち着きがない

成人期：なし

小児期：なし

〈気持ちが落ち着かなくなることがよくありますか〉と尋ねると,「気持ちが落ち着かなくなることは多いですね。職場にいるといつも落ち着かない感じがします」と答えた。〈子どものころ,気持ちが落ち着かなくなることがよくありましたか〉と尋ねると,「なかったと思います」と答えた。面接者は, E さんの答えた「落ち着かなくなる」は, ADHD の内的な落ち着きのなさではなく, うつ状態からくる焦燥感ではないかと判断した。

d）静かな活動が苦手

成人期：なし

小児期：なし

e）「あちこち動き回る」／「エンジンで動かされているように」活動的

成人期：なし

小児期：なし

〈いつも「常に何かして」いますか。他の人よりもエネルギーがあると感じることが多いですか〉と尋ねると,「子どものころから,落ち着きがないと言われることはありませんでした。最近ではむしろ落ちこみがちですね」と答えた。

f）しゃべりすぎる

成人期：なし

小児期：なし

g）出し抜けに答える

成人期：なし

小児期：なし

〈周りの人から,質問が終わるのを待たずに答えてしまうことが多いと言われますか〉と尋ねると,「質問が終わるのを待たずに答えてしまうということは多くなかったと思います。どちらかというと,物静かな子どもだったと思います」と語った。

h）順番を待つことが困難
　　成人期：なし
　　小児期：なし
i）邪魔をする，または出しゃばる
　　成人期：なし
　　小児期：なし
　　〈周りの人から，よく他人のことに口をはさむと言われますか〉と尋ねると，「あまり他の人には干渉しないタイプです」と答えた。

[基準B：発症年齢] 30代
　〈多動性-衝動性の症状が最初にあらわれたのは，何歳のときですか？〉と尋ねると，「仕事のミスが増えてからなので，30代になってからです。子どものころには，多動性-衝動性の問題はなかったと思います」と答えた。〈多動性-衝動性の症状が始まってから，それらの症状がいったんなくなり，またあとで症状があらわれたという時期はありましたか？〉と尋ねると，「ないです」と答えた。

[基準C：症状の広汎性] 小児期はなし。成人期は職場，家庭。

[基準D：障害] 小児期は「軽度の障害」。成人期は「中等度の障害」。
　Eさんは「子どものころには，学校や家庭，そして塾などでも不注意症状はありました。でも，成績はよかったですし，親や教師からも認められていましたから，自信をひどく失うこともありませんでした。大人になってからは，職場では上司への確認を忘れてしまったり，発注のミス，お金を置き忘れて納期を過ぎてしまったりと不注意なミスを連発しています。1つミスをすると，そのミスが頭に残ってしまって，次に進んでいけません。そしてミスを繰り返すということにつながっているかもしれません。家庭については，職場でのミスを相談できずに隠しているので，親とは少しぎくしゃくしています。社会的関係（仲間との相互関係，余暇活動）については，職場の上司，同僚との関係は迷惑をかけていて，かえって相談しにくくなってしまっていて緊張関係が続いています。不注意なミスを繰り返して職場に迷惑をかけて，すっかり仕事についての自信を失っています。自分でもうつ状態だと思います」と暗い表情で語った。Eさんの小児期のADHD症状は「軽度の障害」，成人期のADHD症状は「中等度の障害」と判断した。

[行動観察]

CAADID日本語版を用いた診断面接では，Eさんは落ち着いて受け答えをしており，もぞもぞ・そわそわする，注意の転導性，脱抑制・衝動性，思ったことをすぐに口に出す・話の腰を折る，出しゃばり，質問への回答がまとまらない，声が大きい，頑固といった様子はみられなかった。

CAADID日本語版のパートⅡのサマリーシートをもとに，結果を表にまとめた。

A. 症状の判断基準

不注意症状	成人期	小児期
a）不注意ミス	○	○
b）注意の持続が困難	—	—
c）話を聞いていない	○	○
d）指示に従えない，最後までやり通せない	○	○
e）順序立てることが困難	○	○
f）精神的努力を要する課題を避ける	○	○
g）物をなくす	○	○
h）注意散漫	○	○
i）忘れっぽい	○	○
不注意症状合計	8	8
不注意　A基準：少なくとも6つの症状がありますか。	はい	はい
多動性-衝動性症状	成人期	小児期
a）手足をそわそわと動かし，落ち着かない	○	—
b）座っていることが難しい	—	—
c）走り回る／落ち着きがない	—	—
d）静かな活動が苦手	—	—
e）「あちこち動き回る」／「エンジンで動かされるように」活動的	—	—
f）しゃべりすぎる	—	—
g）出し抜けに答える	—	—
h）順番を待つことが困難	—	—
i）邪魔をする，または出しゃばる	—	—
多動性-衝動性症状合計	1	0
多動性-衝動性　A基準：少なくとも6つの症状がありますか。	いいえ	いいえ

B. 発症年齢

不注意症状の発症	6 歳
多動性-衝動性の発症	30 代
発症年齢　B 基準：不注意症状，あるいは多動性-衝動性のどちらかが 7 歳以前に発症しましたか。	はい

C. 症状の広汎性

不注意症状	成人期	小児期
学校	○	○
職場	○	—
家庭	○	○
スポーツやクラブ活動	○	○
不注意状況の合計	4	3
多動性-衝動性症状	**成人期**	**小児期**
学校	—	—
職場	○	—
家庭	○	—
スポーツやクラブ活動	—	—
多動性-衝動性状況の合計	2	0
広汎性　C 基準：症状が 2 つ以上の状況で起こっていますか。	はい	はい

D. 障害

	成人期	小児期
障害の症状	4	3
障害　D 基準：障害を示していますか	はい	はい

E. 診断基準

	成人期	小児期
症状は別の障害の存在によって，うまく説明できますか	いいえ	いいえ

F. 小児期／成人期の ADHD の評価

	ADHD サブタイプ
小児期	不注意優勢型
成人期	不注意優勢型

検査所見

①脳波検査：11Hz の α 波が主体で，突発性異常波は認めなかった。
②頭部 MRI 検査：特記すべき所見を認めなかった。
③血液検査：中性脂肪以外は正常値で，甲状腺刺激ホルモン，甲状腺ホルモンも異常値を認めなかった。
④知能検査：WAIS-Ⅲ（*Wechsler Adult Intelligence Scale-Third Edition*，ウェクスラー成人知能検査）を施行した臨床心理士の所見は，「知的には標準レベルで，特にことばの理解力が高く習得知識が豊富です。短期記憶やワーキングメモリーの障害，落ち着きのなさ，衝動的で短絡的な傾向は特に見られず，検査時の一対一の場面では集中力や注意力の維持が可能でした。周囲に自分のペースを乱されることなく，目の前の課題をひとつひとつこなしていくのであれば，特に問題なく自分の本来の能力を発揮できる」とまとめられていた。

治療指針

E さんは ADHD（不注意優勢型）に加えて，軽度のうつ状態（DSM-Ⅳのうつ病の診断基準を満たす状態）と考えられた。治療指針としては，①E さんには ADHD の診断を告知し，知的能力が高いため E さん自身で ADHD の対処法スキルを学んでもらうように働きかけること，②会社の上司との話し合いを行い，E さんのミスが少なくなるような環境を調整すること，③抑うつ状態も考慮して適切な薬物療法を行うこと，である。

経　過

　初診から1カ月後には診断面接は終了し，EさんにはADHDの診断について伝えた。Eさんは，「自分でもADHDではないかと思い，成人のADHDについて書かれた本を読んでみた。対処法のいくつかは役に立ちそうでしたので活用しようと思います。実は，教師になりたいと思っていたのですが，教育実習の時にあらゆることを想定して準備をしなければならず，まったく準備が追いつきませんでした。またアドリブがきかないので，教師は無理だとあきらめました」と語った。再び上司と面接を行ったが，Eさんは元の業務に配置転換になることが報告された。Eさんは配置転換を受け入れ，安心したようだった。Eさん自身も，優先順位の高い業務から手を付けていけるような業務管理を行えるように，スケジュール帳や"To Doリスト"を活用するようになって，抑うつ状態は少し改善したようにも感じられた。不注意症状に対する薬物療法については，当初，ストラテラ®が成人ADHDには認可されていなかったので投薬できなかったが，初診から6カ月後には認可されたので，投薬を開始した。

　Eさんには薬物療法を開始する直前にCAARS™ 日本語版（第10章を参照）の「自己記入式」を実施した。矛盾指標によれば回答は妥当である（矛盾指標の合計は4点）。T得点70を超えている指標は，「A. 不注意／記憶の問題」「D. 自己概念の問題」「E. DSM-Ⅳ不注意型症状」「G. DSM-Ⅳ総合ADHD症状」「H. ADHD指標」の5つであった。

　ストラテラの成人への初期用量は40mg／日だったが，Eさんは副作用をおそれていたので，10mg／日から開始し，ゆっくりと80mg／日まで増量した。Eさんはストラテラの効果について，「コンピューターのように，忘れていないかどうかという"警告メッセージ"が自分自身で出せるようになってミスが減ったように思う。アドリブもきくようになって，前よりも要領よく仕事を終えられるようになったと思う」と語った。Eさんには初診から1年後，ストラテラ80mg／日を投薬しているときにCAARS日本語版 自己記入式を再度実施した。矛盾指標によれば回答は妥当である（矛盾指標の合計は5点）。「A. 不注意／記憶の問題」「B. 多動性／落ち着きのなさ」「C. 衝動性／情緒不安定」をはじめ，大半の項

目で改善が認められたが,「D. 自己概念の問題」についてはあまり改善が認められなかった。このことは,自己肯定感や自信の回復に時間がかかることを示しており,薬物療法だけではなく,仕事面での具体的な助言,職場の上司への助言を含めた環境調整,さらに家庭生活が破綻しないように家族やパートナーへの働きかけなど,さまざまなサポートが必要である。環境調整のためには,初期のアセスメントの段階から患者本人に特有の生活スタイルの問題について理解しておくことが不可欠になる。

まとめ

うつ病を併存していた大人のADHD患者にCAADID日本語版とCAARS日本語版を使用した診断面接プロセスを示した。CAADID日本語版の多動性−衝動性に関する質問項目のいくつかでは,ADHD症状なのか,うつ状態に伴う焦燥感なのか,軽躁状態なのか,注意深く状態を聴取する必要があるだろう。

あとがき

　本書は，厚生労働省の研究班「成人期注意欠如・多動性障害の疫学，診断，診断法に関する研究：主任研究者　中村和彦」の目的の1つである，大人のADHDのガイドラインを作るために企画されました．平成21年（2009年）に研究班の活動が始まりましたが，当初の問題は大人のADHDの診断が意外に難しいことと，日本での大人のADHDの状況や有病率が十分にはわかっていないことでした．まず，日本での状況を把握するため調査研究を行い，大人のADHDの有病率は最低でも約1.65％にはなるという推定値が明らかになり，そのほとんどが支援，治療を受けていない状況であることがわかりました．そして次に，日本では大人のADHDを正しく診断するためのツールがないので，海外からの導入が必要と考え，さまざまなツールを検討したところ，CAADID™，CAARS™が欧米でもっとも用いられている信頼性の高いツールであることから，翻訳と標準化を行い，出版に至りました．このツールによって大人のADHDの診断がしやすくなりました．その後，DSM-5もADHDに関しては大人の診断がしやすいように改訂され，大人のADHDに対する認知度も高まりつつあるので，治療が必要な方が診察室を訪れることも多くなるだろうと考えられます．本書はそうした際に役立てていただければと思います．今後はさらに，診断が確定した日本の大人のADHD症状の特徴，併存障害の率などもわかり，効果的な治療についてもエビデンスが積みあがってくると期待されます．

2015年11月
編者　中村和彦

索　引

◆ あ行 ◆

アセスメント　104
アトモキセチン　74
　→ ATM
うつ病　59
大人の ADHD　14

◆ か行 ◆

学童期　6
鑑別　43
鑑別診断　40
機能分析　95
気分障害　45
グアンファシン　81
クロニジン　81
ケース1：家庭生活にストレスを感じている　152
ケース2：職場で問題を抱えている　160
ケース3：うつ症状を併発している　170
混合型　7

◆ さ行 ◆

自己理解　90
自殺　66
自閉スペクトラム症（自閉症スペクトラム障害）　27, 36, 46
　→ ASD（Autism Spectrum Disorder）
重篤気分調節症　8
衝動性　6
衝動制御障害　64
小児期の ADHD　2
身体疾患　66
診断基準　26
心理療法　88
睡眠障害　44, 120
生活の障害　90

性差　56
前頭葉の機能異常　74
双極性障害　62

◆ た・な行 ◆

対人関係　10
多動性　6
多動性-衝動性優勢型　7
注意欠如・多動症（注意欠如・多動性障害）　2, 14, 26, 40, 54, 74, 88, 104, 128, 137
　→ ADHD
中枢神経刺激薬　78
低ドーパミン仮説　76
認知行動療法　94
ノルアドレナリン再取り込み阻害薬　80

◆ は行 ◆

パーソナリティ障害　64
発達障害者支援法　42
不安（Anxiety Disorder）　120
不安症　63
不注意　7
不注意優勢型　7
物質関連障害　65
物質使用障害　44
プロセスへの焦点化　91
併存障害　54

◆ ま・や・ら行 ◆

メチルフェニデート　74
　→ MPH
薬物療法　74
有病率　16
幼児期　3
抑うつ（Depression, mood disorder）　119
ラポールと動機づけ　92

欧字

ADHD (Attention-Deficit/Hyperactivity Disorder) 2, 14, 26, 40, 54, 74, 88, 104, 128, 137
　→注意欠如・多動症(注意欠如・多動性障害)
Adult ADHD Quality of Life Scale (AAQOL) 123
Adult ADHD Self Report Scale-Screener (ASRS-Screener) 17
Adult ADHD Self Report Scale-V1.1 (ASRS-V1.1) 114
ASD (Autism Spectrum Disorder) 27, 36, 46
　→自閉スペクトラム症
　　(自閉症スペクトラム障害)
ATM (アトモキセチン) 74, 80, 82
CAADID 107
　→ Conners' Adult ADHD Diagnostic Interview for DSM-IV
CAADID 日本語版 128
CAADID 日本語版の解釈 133
CAADID 日本語版の実施とスコアリング 131
CAARS 112
　→ Conners' Adult ADHD Rating Scale
CAARS 日本語版 137
CAARS の特徴 139
Conners' Adult ADHD Diagnostic Interview for DSM-IV (CAADID) 107
Conners' Adult ADHD Rating Scale (CAARS) 112
Conners' Continuous Performance Test II Version 5 (CPT II V.5) 115
Current Behavior Scale 117
Default-mode network 78
disruptive mood dysregulation disorder 8
　→重篤気分調節症
DSM-5 27
Eysenck Impulsivity Questionnaire (EIQ) 118
MPH (メチルフェニデート) 74, 78, 82
Sheehan Disability Scale 122
Social Adjustment Scale Self-Report (SAS-SR) 122
The National Comorbidity Survey Replication (NCS-R) 57
Utah 基準 107
Wender-Reimherr Adult Attention Deficit Disorder Scale (WRAADDS) 111
Wender-Utah Rating Scale (WURS) 111
WHO Health and Work Performance Questionnaire (HPQ) 122
α2ノルアドレナリン受容体作動薬 81

執筆者一覧（掲載順）

神尾　陽子	国立精神・神経医療研究センター　精神保健研究所　児童・思春期精神保健研究部	
中村　和彦	編　者	
齊藤　万比古	社会福祉法人　恩賜財団母子愛育会　愛育相談所	
山田　桂吾	東海大学医学部　専門診療学系　精神科学	
三上　克央	東海大学医学部　専門診療学系　精神科学	
松本　英夫	東海大学医学部　専門診療学系　精神科学	
齊藤　卓弥	北海道大学大学院　医学研究科　児童思春期精神医学講座	
田中　英三郎	兵庫県こころのケアセンター	
市川　宏伸	東京都立小児総合医療センター	
金澤　潤一郎	北海道医療大学心理科学部臨床心理学科	
大西　将史	福井大学教育地域科学部	
染木　史緒	Department of Educational Studies, College of Staten Island, CUNY	
竹林　淳和	浜松医科大学精神医学講座	
渡部　京太	国立国際医療研究センター　国府台病院児童精神科	

（所属は 2016 年 2 月現在）

編者紹介

中村和彦（なかむら・かずひこ）

弘前大学大学院医学研究科神経精神医学講座教授。香川医科大学大学院修了（医学博士）。専門は，児童青年期精神医学，分子精神医学。日本精神神経学会精神科専門医・指導医，精神保健指定医，日本児童青年精神医学会認定医。著書に『子どものこころの医学』『子どもの精神医学』（ともに金芳堂，編集），『CAADID™日本語版マニュアル』『CAARS™日本語版マニュアル』（ともに金子書房，監修），『精神看護エクスペール第12巻 こどもの精神看護』（中山書店，分担執筆），『一般精神科医のための子どもの心の診療テキスト』（日本精神神経学会，分担執筆），『脳とこころのプライマリケア4 子どもの発達と行動』（シナジー，分担執筆）などがある。

大人のADHD臨床──アセスメントから治療まで

2016年2月24日　初版第1刷発行　　　　〔検印省略〕
2022年6月30日　初版第2刷発行

編著者　中 村 和 彦
発行者　金 子 紀 子
発行所　株式会社 金 子 書 房
〒112-0012　東京都文京区大塚3-3-7
TEL 03(3941)0111（代）
FAX 03(3941)0163
https://www.kanekoshobo.co.jp
振替 00180-9-103376

印刷・藤原印刷株式会社　　製本・一色製本株式会社
Ⓒ Kazuhiko Nakamura et al., 2016　Printed in Japan
ISBN 978-4-7608-2173-0 C3011

金子書房の心理検査

世界的に認められた ADHD評価ツール

成人ADHDの診断のための面接ツール

CAADID™ 日本語版

J.Epstein, D.E. Johnson, & C. K. Conners 原著
中村和彦 監修／染木史緒・大西将史 監訳

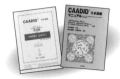

18歳以上を対象とした、ADHD診断のための半構造化面接ツール。臨床家が面接を行いながら、2種類の検査用冊子を使って成人期と小児期の両方について問題となる症状を診断する。

- ●検査用冊子
  - パートⅠ：生活歴（5名分1組）
    ………4,950円（本体4,500円＋税）
  - パートⅡ：診断基準（5名分1組）
    ………5,500円（本体5,000円＋税）
- ●マニュアル…8,800円（本体8,000円＋税）

成人ADHDの症状を評価する質問紙

CAARS™ 日本語版

C.K.Conners, D. Erhardt, & E. Sparrow 原著
中村和彦 監修／染木史緒・大西将史 監訳

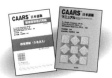

18歳以上を対象とした、ADHDの症状重症度を把握するための評価尺度。検査用紙は自己記入式・観察者評価式の2種類あり、複数の回答者からの情報をもとに評価を行う。

- ●検査用紙
  - 自己記入式用紙（5名分1組）
    ………4,950円（本体4,500円＋税）
  - 観察者評価式用紙（5名分1組）
    ………4,950円（本体4,500円＋税）
- ●マニュアル…13,200円（本体12,000円＋税）

子どものADHDとその周辺の症状を評価する質問紙

Conners 3® 日本語版【DSM-5対応】

C.Keith Conners 原著
田中康雄 訳・構成

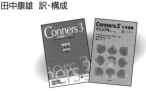

6～18歳の児童・生徒を対象とした、注意欠如・多動症（ADHD）およびADHDと関連性の高い症状を評価する質問紙検査。極めて詳細な情報を網羅し、DSM-5のADHD・素行症（CD）・反抗挑発症（ODD）の症状基準にも準拠している。

- ●検査用紙
  - 保護者用（5名分1組）
  - 教師用（5名分1組）
  - 本人用（5名分1組）
    *本人用紙は8～18歳に適用されます。
    ………各5,500円（本体5,000円＋税）
- ●マニュアル　田中康雄 監訳／坂本 律 訳
    ………16,500円（本体15,000円＋税）

※上記は一定の要件を満たしている方が購入・実施できます。
詳細は金子書房ホームページでご確認ください。

〒112-0012　東京都文京区大塚3-3-7　 金子書房　☎ 03-3941-0111(代)　FAX 03-3941-0163
URL https://www.kanekoshobo.co.jp

金子書房の心理検査

自閉スペクトラム症（ASD）アセスメントのスタンダード

自閉スペクトラム症評価のための半構造化観察検査

ADOS-2 日本語版

C. Lord, M. Rutter, P.C. DiLavore, S. Risi,
K. Gotham, S.L. Bishop, R.J. Luyster, &
W. Guthrie　原著

黒田美保・稲田尚子　監修・監訳

［価格・詳細は金子書房ホームページをご覧ください］

検査用具や質問項目を用いて、ASDの評価に関連する行動を観察するアセスメント。発話のない乳幼児から、知的な遅れのない高機能のASD成人までを対象に、年齢と言語水準別の5つのモジュールで結果を数量的に段階評価できます。DSMに対応しています。

関連ワークショップ開催！

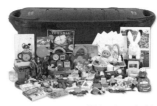

〈写真はイメージです〉

自閉スペクトラム症診断のための半構造化面接ツール

ADI-R 日本語版

■対象年齢：精神年齢2歳0カ月以上

Ann Le Couteur, Catherine Lord, &
Michael Rutter　原著

ADI-R 日本語版研究会　監訳
［土屋賢治・黒田美保・稲田尚子　マニュアル監修］

● プロトコル・アルゴリズム（面接プロトコル1部、包括的アルゴリズム用紙1部）
　　　　　　　　　　　　……………………2,200円（本体2,000円＋税）
● マニュアル …………………………………8,250円（本体7,500円＋税）

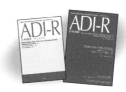

臨床用ワークショップも開催！

ASD関連の症状を評価するスクリーニング質問紙

SCQ 日本語版

■対象年齢：暦年齢4歳0カ月以上、
　　　　　　精神年齢2歳0カ月以上

Michael Rutter, Anthony Bailey,
Sibel Kazak Berument, Catherine Lord, &
Andrew Pickles　原著

黒田美保・稲田尚子・内山登紀夫　監訳

● 検査用紙「誕生から今まで」（20名分1組）…5,940円（本体5,400円＋税）
● 検査用紙「現在」（20名分1組）……………5,940円（本体5,400円＋税）
● マニュアル …………………………………3,850円（本体3,500円＋税）

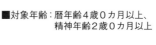

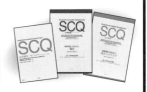

※上記は一定の要件を満たしている方が購入・実施できます。
　詳細は金子書房ホームページでご確認ください。

〒112-0012　東京都文京区大塚3-3-7　金子書房　☎ 03-3941-0111（代）　FAX 03-3941-0163
URL https://www.kanekoshobo.co.jp